Amiena Zylla / Wolfgang Mießner

Pilates Quickies

Kurze Übungen für den Alltag

blv

Inhalt

Pilates-Quickies: Was Sie wissen sollten 6

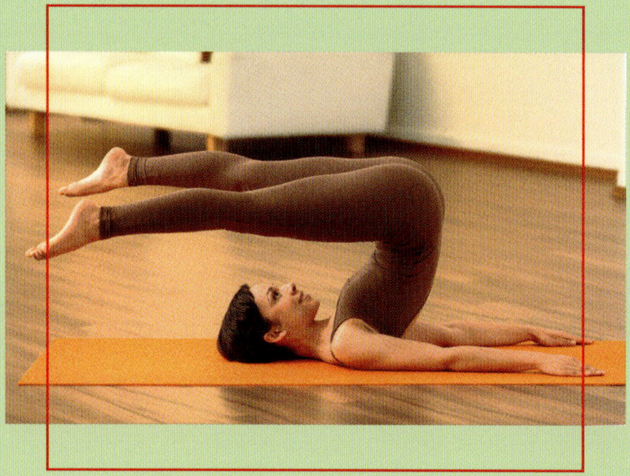

Die besten Pilates-Quickies 22

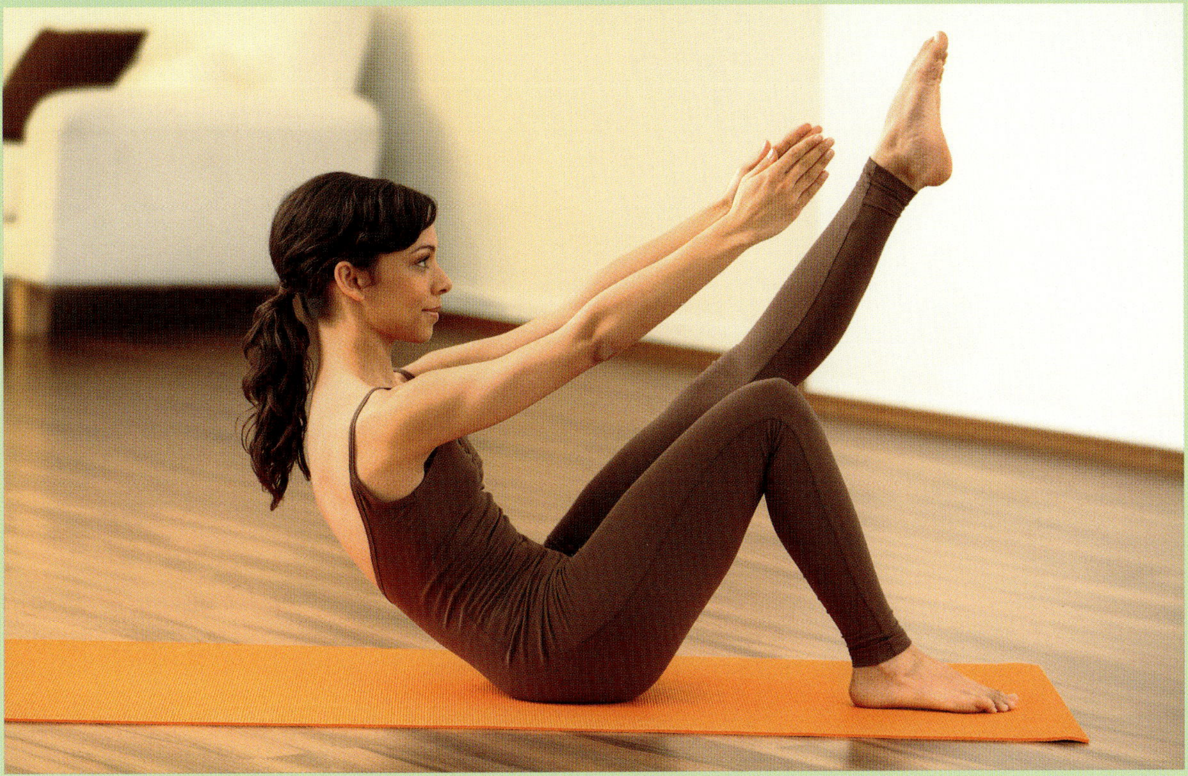

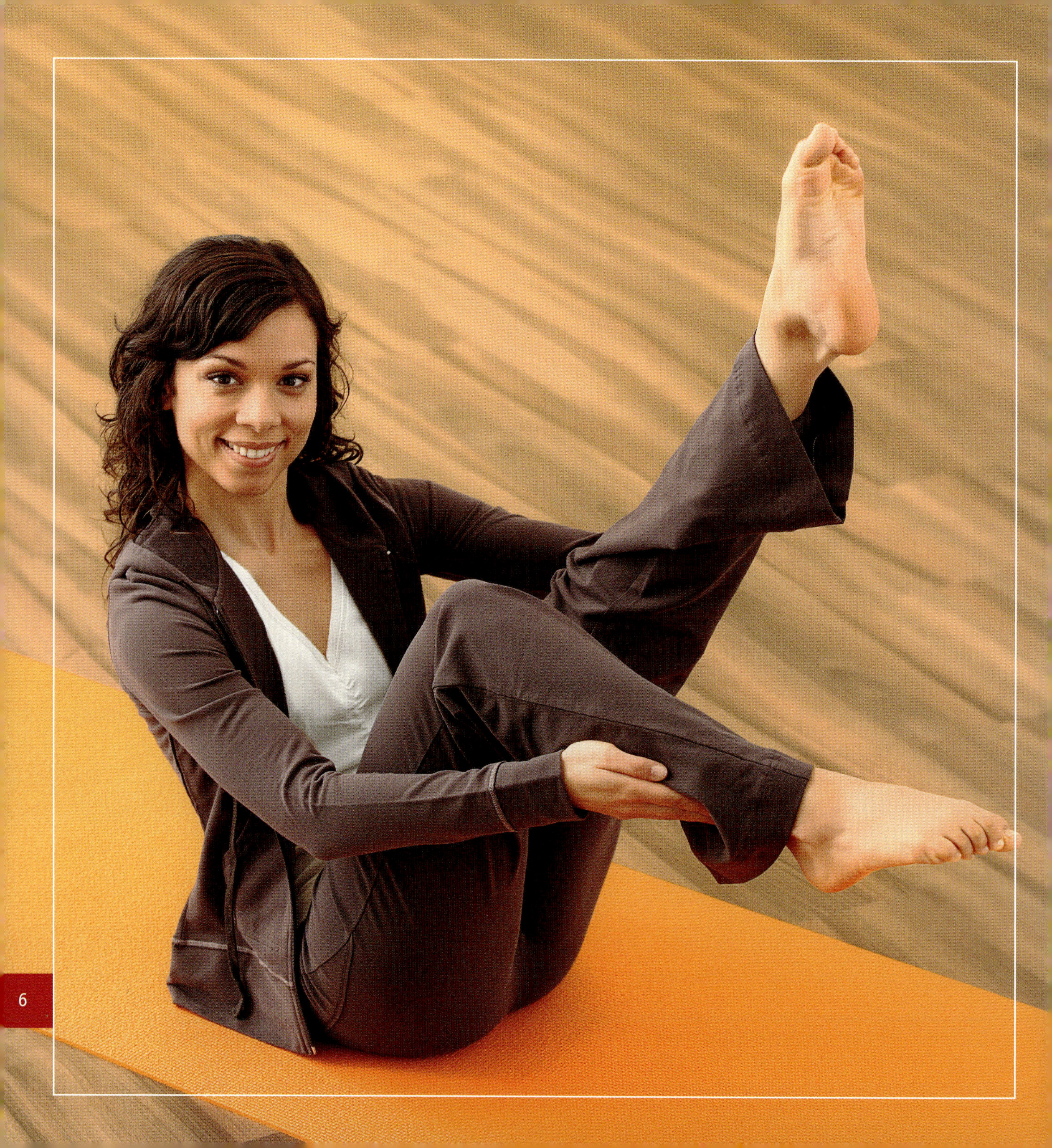

Pilates-Quickies: Was Sie wissen sollten

Das ist Pilates

Bestimmt haben Sie schon einmal von der Trainingsmethode Pilates gehört oder Pilates bereits selbst in einem Fitness- oder Pilates-Studio ausprobiert. Viele Ärzte empfehlen Pilates, Physiotherapeuten wenden Pilates in ihrer Arbeit an, Gesundheits-, Wellness- oder Yogalehrer greifen sich interessante Elemente heraus und integrieren sie in ihren Unterricht. Pilates ist in aller Munde. Doch was hat es damit auf sich? Warum findet diese Trainingsmethode in unserer Zeit so große Anerkennung wie nie zuvor, obwohl sie doch schon vor fast 100 Jahren entstanden ist?
Dieses Buch wird Ihnen in knapper »Quickie-Form« und doch ausführlich genug die wesentlichen theoretischen und praktischen Antworten auf diese Fragen geben. Im umfangreichen Praxisteil können Sie sich dem Training Stück für Stück, von der Einsteiger- bis zur Fortgeschrittenenstufe, nähern.

> *»Nach 10 Stunden fühlen Sie sich besser, nach 20 Stunden sehen Sie besser aus, nach 30 Stunden haben Sie einen neuen Körper«.* *Joseph H. Pilates*

Über die regelmäßigen Übungen und die dabei gemachten Erfahrungen werden sich eventuell offen gebliebene Fragen »praktisch« und wie von selbst beantworten. Doch beginnen wir von vorne.

WER WAR JOSEPH H. PILATES?

Joseph Pilates wurde 1880 in Deutschland geboren. Schon als Kind litt er an Rachitis, Asthma und rheumatischem Fieber. Weil er sich aber mit seinem kränklichen Gesundheitszustand nicht abfinden wollte, studierte er Anatomiebücher und beobachtete stundenlang die Bewegungen der Tiere im Wald. Außerdem befasste sich Joseph Pilates aktiv mit unterschiedlichsten Sportarten wie Body-Building, Gymnastik, Fechten und Boxen. Der Erfolg ließ nicht lange auf sich warten. Mit 14 Jahren hatte er seinen Körper soweit entwickelt und trainiert, dass er sich als Modell für anatomische Lehrzeichnungen ein Zubrot verdienen konnte. Er begann sich mit fernöstlichen Trainingsmethoden zu beschäftigen. Insbesondere die dafür notwendige Konzentration, die Kontrolle des Geistes und die immense Rolle des Atems faszinierten ihn. Nach und nach entwickelte Joseph Pilates seine eigene Trainingstechnik, die vor allem auf präzisen und

> *»Es werden 50 Jahre vergehen, bis meine Trainingsmethode verstanden wird.«*
> *Joseph H. Pilates*

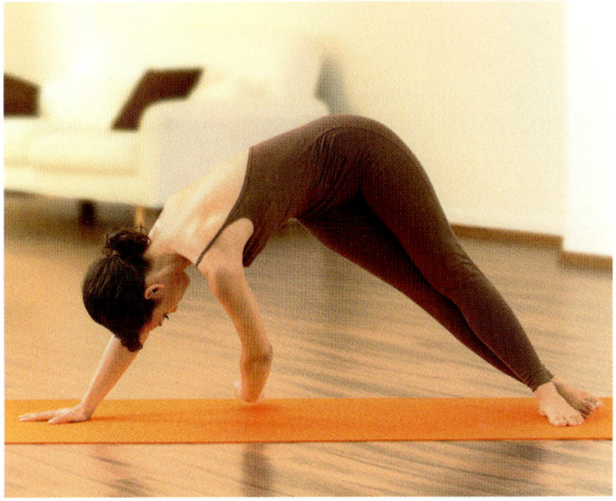

Das klassische Programm besteht aus »Mattenübungen«.

kontrollierten Bewegungsabläufen basierte. Es entstand seine Idee von gesundheitsorientierter Bewegung, die er »Contrology« nannte.

1912 ging Pilates nach England, wo er unter anderem als Boxer und Trainer für Selbstverteidigung bei Scotland Yard arbeitete. Nach dem 1. Weltkrieg kehrte er zuerst nach Deutschland zurück, um dann 1923 in die USA auszuwandern. Auf der Überfahrt nach New York lernte Joseph Pilates die Krankenschwester Clara, seine spätere Ehefrau, kennen. Sie ließ sich von seiner Begeisterung anstecken, bereicherte »Contrology« um medizinische Aspekte und sorgte damit für weiteren Feinschliff an der Trainingsmethode. Joseph Pilates eröffnete am Broadway sein erstes Studio, in dem er seine neue und ungewöhnliche Trainingsmethode unterrichtete. Nach kurzer Zeit fand sie bei zahlreichen Größen aus Tanz, Kunst und Schauspiel hohe Anerkennung. Um seine Prinzipien einem noch breiteren Publikum zugänglich zu machen, verfasste Joseph Pilates 1945 sein Hauptwerk »Return to Life through Contrology« (»Neues Leben durch Contrology«). Darin beschrieb er vor allem sein Bodenübungsprogramm, das bis heute auf der ganzen Welt als klassisches »Mattenprogramm« unterrichtet wird. Joseph Pilates trainierte und unterwies seine Klientel bis ins hohe Alter. Er starb 1967 mit 86 Jahren in New York.

DAS TRAINING HEUTE

Die Trainingsmethode nach Joseph Pilates passt heute besser in unsere Gesellschaft denn je. Viele Menschen – und es werden immer mehr – haben verstanden, dass es nicht mehr stetig »höher, schneller, weiter« gehen kann und dass die weit verbreitete Formel »no pain, no gain« gründlich überdacht werden muss.

Joseph Pilates ging es um eine Bewusstseinsveränderung und um einen neuen Umgang mit dem Körper. Sein Training ist kein Body-Building, und doch stärkt es unsere Muskeln. Es ist keine Dehngymnastik, und doch macht es unsere Muskeln geschmeidig. Es ist keine neue Entspannungsmethode, und doch schafft es einen mentalen Ausgleich zu unserem stressigen Alltag. Und es ist auch keine Gesundheits- oder Rehagymnastik, und doch gehört es längst zum Standardrepertoire von vielen Physiotherapeuten. Wir selbst bezeichnen es einfach als eine Art »Präzisionsgymnastik«, die den Körper mit dem Atem und dem Geist verschmelzen lässt. Das Training hat sich seit vielen Jahrzehnten bewährt. Die Annahme, Pilates sei wieder nur einer von vielen Fitnesstrends, der irgendwann von der Bildfläche verschwindet, kann man getrost vergessen. Im Gegenteil: Trainer wie Trendforscher gehen davon aus, dass sich Pilates noch weiter verbreiten wird und herkömmliche, schweißtreibende und Stress verursachende Trainingskonzepte ablösen wird.

DER NUTZEN VON PILATES

Grundsätzlich ist Pilates für alle Menschen geeignet, die etwas für ihre Fitness, Gesundheit und insbesondere ihre Haltung tun wollen. Sie benötigen nicht mehr als eine Übungsmatte, um zu erleben, dass ihnen Pilates ein völlig neues Körpergefühl vermitteln kann. Das Training ist durch sanfte und doch sehr effektive Bewegungen gekennzeichnet. Durch das konzentrierte Üben wirkt es auf mentaler Ebene äußerst entspannend. Manche sagen sogar, Pilates sei eine neue Art zu leben. Wenn man bedenkt, wie sehr wir unserem Körper durch einseitige Belastungen, stundenlanges Sitzen, bewegungslosen Alltag und flache Atmung schaden und dass sich durch Pilates ein neues Bewusstsein erreichen lässt, dann stimmen wir dieser Aussage durchaus zu.

Durch regelmäßiges Training

> werden insbesondere die tief liegenden stabilisierenden Muskeln gestärkt und die oberflächlichen gestrafft,
> werden wir flexibel und beweglich,
> verstärken sich das Körperbewusstsein und die Fähigkeit zu entspannen,
> wird die Atmung wesentlich verbessert,
> können Verspannungen beseitigt werden,
> werden Haltungsharmonie und Bewegungsökonomie gesteigert,
> schaffen wir einen effektiven Ausgleich bei monotoner Belastung in Alltag, Beruf, Sport,
> verbessern wir unsere Figur und
> sind außerdem einfach gut drauf.

DAS SIND PILATES-QUICKIES

Die »Contrology-Methode« nach Joseph Pilates nimmt in unserer Zeit einen hohen Rang innerhalb der zahlreichen Trainings- und Therapiesysteme ein. Es geht aber keineswegs um Schnelligkeit, was der Begriff »Quickies« vielleicht vermuten ließe, sondern um Effizienz und Ökonomie. »Mit wenig viel erreichen« – diese Aussage passt besser.

Da die meisten Pilatesübungen im Gegensatz zu klassischer Wirbelsäulen- oder Figurgymnastik nicht nur einen einzigen Muskel trainieren, sondern stets mehrere Bewegungs- und Haltungsmuskeln beanspruchen, verkürzt sich ein effektives und erfolgreiches Übungsprogramm um ein Vielfaches. Muss man beim Body-Styling beispielsweise fünf Übungen machen, um bestimmte Ziele zu erreichen, reichen beim Pilatestraining eine oder zwei. Werden die Übungen täglich durchgeführt, sind fünf bis 15 Minuten vollkommen ausreichend.

Wir haben die Übungen in diesem Buch in drei Schwierigkeitsgrade eingeteilt. Das *Einsteiger-Level* (▶) ist für alle geeignet, wenn sie die Pilates-Prinzipien und -Sprache (ab Seite 12) kennen und die darin beschriebenen Vorübungen gemacht haben. Wer die Übungen für Einsteiger beherrscht, kann mit den Übungen für Geübte (▶▶) fortfahren. Für die Übungen für Fortgeschrittene (▶▶▶) sollten Sie alle vorangegangenen Übungen können, einige Monate regelmäßig trainiert haben und keine körperlichen Beschwerden haben. Andersherum sollten Fortgeschrittene regelmäßig auch wieder die Einsteiger- und Geübtenserie und Geübte immer wieder die Einsteigerserie machen, damit sich das Erlernte festigt und man seine Technik perfektioniert. Nur so kann sich eine starke und kraftvolle Körpermitte entwickeln, die für sämtliche Übungen benötigt wird.

Zum Einstieg wählen Sie die passenden Übungen für Ihre persönlichen Wünsche und die jeweilige Wirkung aus. Beginnen Sie mit einer Übung täglich und führen Sie diese konsequent durch. Die Lust auf mehr kommt von ganz alleine, wenn Ihr Körper merkt, wie gut ihm Pilates tut.

Damit die Methode »funktioniert«, hat Joseph Pilates sein Bewegungssystem mit verschiedenen grundlegenden Prinzipien und besonderen Begriffen ausgestattet, die Sie *vor* dem Training kennenlernen sollten. Auf den folgenden Seiten sind sie genau erklärt. Nehmen Sie sich etwas Zeit dafür – Sie werden sehen, es lohnt sich!

Pilates basiert auf den Prinzipien Atmung, Zentrierung, Präzision, Konzentration, Bewegungsfluss und Kontrolle.

Die Pilates-Prinzipien

ATMUNG

Wer tief und vollständig ein- und ausatmet, führt dem Körper frischen Sauerstoff zu, reichert sein ganzes System mit Energie an und belebt es neu. Die richtige Atemtechnik beim Training hilft, die tiefe Muskulatur zu aktivieren und die Bewegungen präzise und mühelos auszuführen. Dabei gilt: Durch die Nase ein-, durch den Mund ausatmen.

ZENTRIERUNG

Jede Bewegung entspringt aus einer starken Körpermitte, dem sogenannten Powerhouse. Es besteht primär aus dem queren Bauchmuskel und den Muskeln des Beckenbodens. Dieses Kraftzentrum können wir bewusst ansteuern. Das ist eines der außergewöhnlichen Kennzeichen, die man nur beim Pilatestraining findet.

BEWEGUNGSFLUSS

Die dynamisch fließenden, ruckfreien und geschmeidigen Bewegungen unterscheiden Pilates von anderen »harten« Trainingskonzepten. Atemrhythmus und Bewegungsfluss ergänzen sich dabei gegenseitig. Dies hat auch positive Auswirkungen auf alle Ihre Bewegungen im Alltag.

PRÄZISION

Die präzisen Ausführungen der Übungen erhöhen deren Effektivität und Nutzen. Deshalb sollten Sie kein – auch nicht das kleinste – Detail einer Bewegung auslassen. Denn vor allem die Summe der Einzelheiten bringt den besonderen Erfolg. Merken Sie sich den wichtigen Leitsatz: Qualität vor Quantität.

KONZENTRATION

Der Geist ist es, der die Kontrolle über den Körper bringt. Wer sich konzentriert und die Außenwelt vergisst, kann sich besser bewegen, behält die Aufmerksamkeit bei sich und wird leichter entspannen. Dabei helfen Ihnen auch die imaginären Bilder, die wir Ihnen für jede Übung geben.

KONTROLLE

Beim Training ist die Kontrolle des Geistes *und* des Körpers gefordert. Jede Bewegung wird mental bewusst und dadurch kontrolliert ausgeführt. Nichts bleibt dem Zufall überlassen. Auf diese Weise werden unwillkürliche oder ausweichende bzw. unnötige Bewegungen vermieden. Kontrollieren Sie sich selbst und lassen Sie sich nicht kontrollieren.

Die »praktische« Basis

RICHTIGE ATMUNG

Um die richtige Atmung beim Pilatestraining zu erreichen, haben wir ein neues, alltagstaugliches Konzept in unseren Unterricht einfließen lassen. Typisch für Pilates ist eigentlich die Flankenatmung. Manche Fachleute nennen sie auch Brustkorb- oder Rippenbögenatmung. Warum empfehlen wir also Einsteigern die Bauchatmung?
Unsere alltägliche Atmung ist flach, kurz und findet häufig nur im oberen Teil des Brustkorbes statt. Von tiefer Atmung also keine Spur. Durch diese Atmung wird unser Körper mit Sauerstoff unterversorgt. Die Folgen sind Konzentrationsmangel, Kopfschmerzen oder Nackenverspannungen. Uns ist es wichtig, Ihnen zuerst wieder eine tiefe, bis in die Bauch-Becken-Region reichende Atmung zu vermitteln. Würden Sie gleich mit der für Pilates typischen Flankenatmung beginnen, könnten zusätzliche Verspannungen die Folge sein.

Einsteiger üben mit der Bauch- bzw. Zwerchfellatmung.
Geübte finden für sich individuell einen Übergang von der Bauch- zur Flankenatmung.
Fortgeschrittene üben nur noch mit der Flanken- bzw. Brustkorbatmung.

Bauchatmung für Einsteiger

Bei der Bauchatmung kommt das Zwerchfell, unser wichtigster Atemmuskel, zum Einsatz. Bei vielen Menschen ist dieser Muskel verkümmert und schlecht trainiert. Wenn wir in den Bauch atmen, lernen wir erstens, was es bedeutet, endlich wieder einmal tief zu atmen, trainieren wir zweitens unseren Zwerchfellmuskel und versorgen wir drittens unseren Organismus mit viel frischem Sauerstoff – der Grundlage des Lebens.
Das Zwerchfell wölbt sich wie eine umgedrehte Obstschale über unsere Bauchorgane. Nach oben hin ist es mit den Lungenflügeln verbunden. Aktivieren wir das Zwerchfell bei der Einatmung, dann bewegt es sich nach unten, übt etwas Druck auf unsere Bauchorgane aus und schiebt sie dadurch nach vorne heraus. Der Bauch bewegt sich also, deshalb spricht man auch von der »Bauchatmung«. Beim Ausatmen entspannt sich das Zwerchfell, die Bauchdecke wird wieder flach. Probieren Sie diese Atmung mit der Übung auf der folgenden Seite.

Vorstellung: Beim Einatmen füllt sich ein innerer Luftballon. Beim Ausatmen hauchen Sie gegen einen Spiegel, sodass dieser beschlägt.
Hinweis: Wenn Ihnen anfangs schwindlig wird, ist das normal. Der Organismus muss sich erst an die erhöhte Zufuhr von Sauerstoff gewöhnen. Nach einigen Tagen wird kein Schwindel mehr auftreten. Atmen Sie gegebenenfalls weniger kraftvoll ein und aus. Wichtig: Während der Bauchatmung dehnt sich der Brustkorb nicht mit aus!

> Üben Sie sitzend auf einem Stuhl beziehungsweise auf dem Boden oder legen Sie sich hin. Legen Sie die rechte Hand flach auf den Bauchnabel, die linke auf die Mitte des Brustkorbes. Atmen Sie nun durch die Nase ein und versuchen Sie, Ihren Atem tief bis in das Becken kommen zu lassen. Dabei wölbt sich der Bauch nach vorne.

> Beim Ausatmen durch den Mund mit lockerem Kiefer und weichen Lippen entspannt sich die Bauchdecke wieder, der Bauch wird flach. Üben Sie etwa 1 Minute lang.

Die Bauchatmung begleitet Sie bei allen Übungen für Einsteiger. Die nachfolgend beschriebene Flankenatmung ist erst später interessant für Sie.

Flankenatmung für Fortgeschrittene

Bei der Flankenatmung atmen wir mithilfe des Brustkorbes, genauer gesagt mit Unterstützung der Zwischenrippenmuskulatur. Diese Muskeln sind zwischen den Rippen platziert und weiten den Brustkorb beim Einatmen, sodass sich unsere Lungen mit Sauerstoff füllen können. Dabei ist es auch

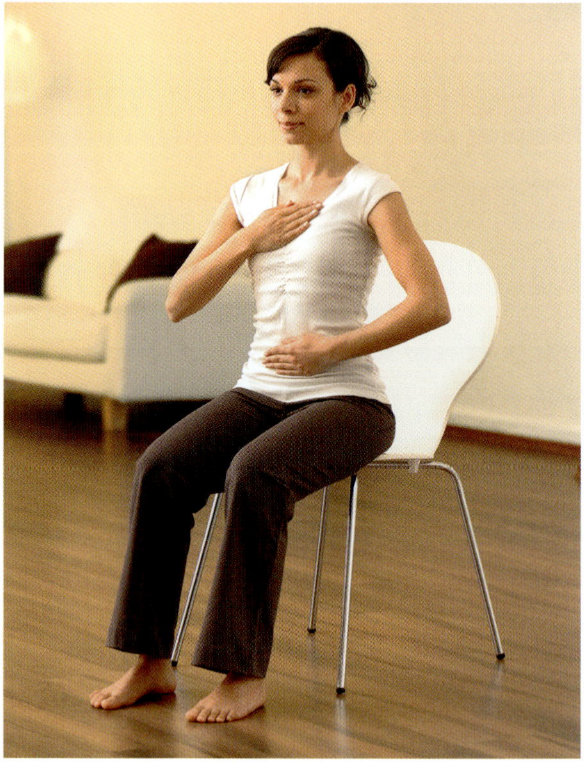

Bei der Bauchatmung bleiben der Brustkorb und vor allem die Schultern weich und entspannt.

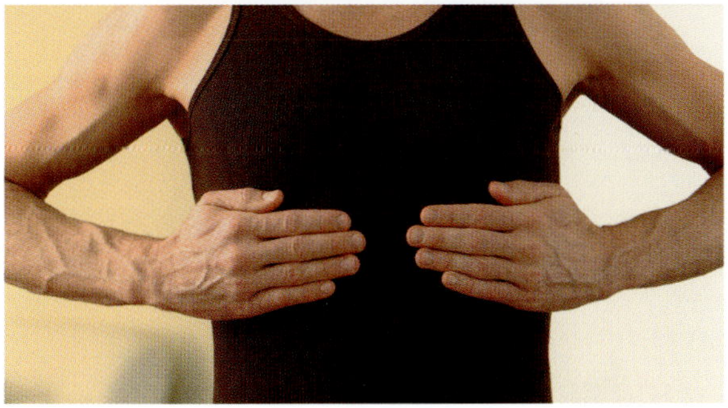

Beim Einatmen in die Flanken weitet sich der Brustkorb.

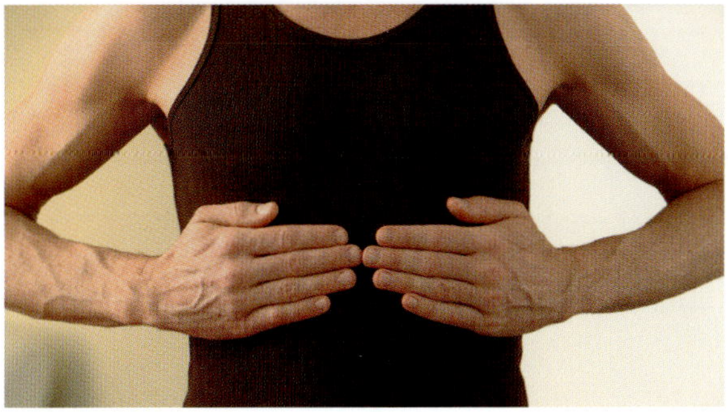

Beim Ausatmen fließen die Rippenbögen wieder zusammen.

möglich, die Bauchmuskeln während der Übungen unter Spannung beziehungsweise das Powerhouse aktiv zu halten (dazu kommen wir gleich). Die folgende Übung soll Ihnen die Flankenatmung verständlich machen.

> Üben Sie sitzend oder liegend. Legen Sie die Hände flach an den unteren Brustkorb, wobei sich die Fingerkuppen der Mittelfinger leicht berühren. Der kleine Finger ist unterhalb der letzten Rippe. Atmen Sie nun durch die Nase ein. Der untere Brustkorb (Rippenbögen) weitet sich nach außen und die Finger entfernen sich voneinander. Hierbei bleibt der Bauch flach.

> Beim Ausatmen entspannt der Brustkorb und die Finger nähern sich wieder.

Individuelle Mischung für Geübte

Einsteiger beherrschen die Bauchatmung, Fortgeschrittene die Flankenatmung. Geübte, die nicht mehr ganz Einsteiger, aber auch noch keine echten Fortgeschrittenen sind, tasten sich langsam an die Flankenatmung heran. Sie werden feststellen, dass Sie bei manchen Übungen mit der Bauchatmung besser zurechtkommen, bei anderen mit der Flankenatmung. Mischen Sie so lange, bis Sie bei *jeder* Übung für Einsteiger und Geübte die Flankenatmung beherrschen. Dies ist die wichtigste Grundlage für alle Übungen des Fortgeschrittenen-Levels.

Vorstellung: Die Hände bewegen sich beim Einatmen wie eine zweiflügelige Schiebetür nach außen. Beim Ausatmen entspannen sich die Rippenbögen, die Schiebetüre schließt sich wieder. Der Atem fließt trichterförmig ins Becken ab.
Hinweis: Beim Einatmen bleiben Schultern und Nacken entspannt. Strecken Sie den Brustkorb nicht nach vorne heraus, sondern zu den Seiten.

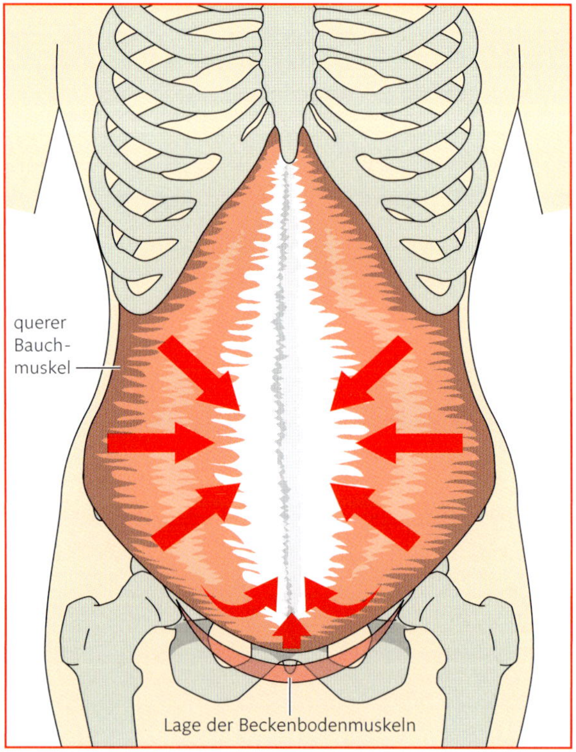

Die kraftvolle Körpermitte – die Pfeile zeigen die Kraftrichtung der tiefen Bauch- und Beckenmuskeln.

DER KRAFTGÜRTEL

Jede Übung wird mit einem stabilen Kraftgürtel durchgeführt. Über diese Stabilität können wir sämtliche Bewegungen exakt steuern und kontrollieren. Der Kraftgürtel, der von der queren Bauchmuskulatur gebildet wird, wirkt wie eine Art Korsett. Zusammen mit den Muskeln des Beckenbodens entsteht das sogenannte »Powerhouse«. Es schafft eine stabile Körpermitte und hilft, die Bewegungen immer im Körperzentrum beginnen und in die Peripherie weiterfließen zu lassen. Folgende Basisübung bringt Ihnen Ihr Powerhouse näher.

> Sitzen Sie aufrecht (Stuhl oder Boden) und legen Sie die rechte Hand auf den Bauch zwischen Nabel und Becken. Atmen Sie ein. Beim Ausatmen durch den Mund ziehen Sie fließend Ihren Bauchnabel nach innen bzw. nach hinten zur Wirbelsäule. Der untere Bauch wandert nach innen – diese Bewegung kann man deutlich sehen. Gleichzeitig aktivieren Sie die Muskeln des Beckenbodens. Diese Aktivität kann man nicht sehen – sie spielt sich im Inneren Ihres Körpers ab. Beim Anspannen der Beckenbodenmuskeln bleibt die Gesäßmuskulatur ganz locker. Sie machen es richtig, wenn Sie das Gefühl haben, dass sich der Beckenboden etwas hebt und die Sitzknochen dichter zusammenrücken. Es entsteht insgesamt ein »stabiles Körperzentrum« – das Powerhouse ist aktiv.

Einsteiger lösen mit dem Einatmen das Powerhouse und aktivieren es mit dem Ausatmen erneut.

Vorstellung: Der Beckenboden ist wie ein Fahrstuhl, der bei Kontraktion nach oben fährt. Fahren Sie immer nur bis zum zweiten von fünf möglichen Stockwerken.

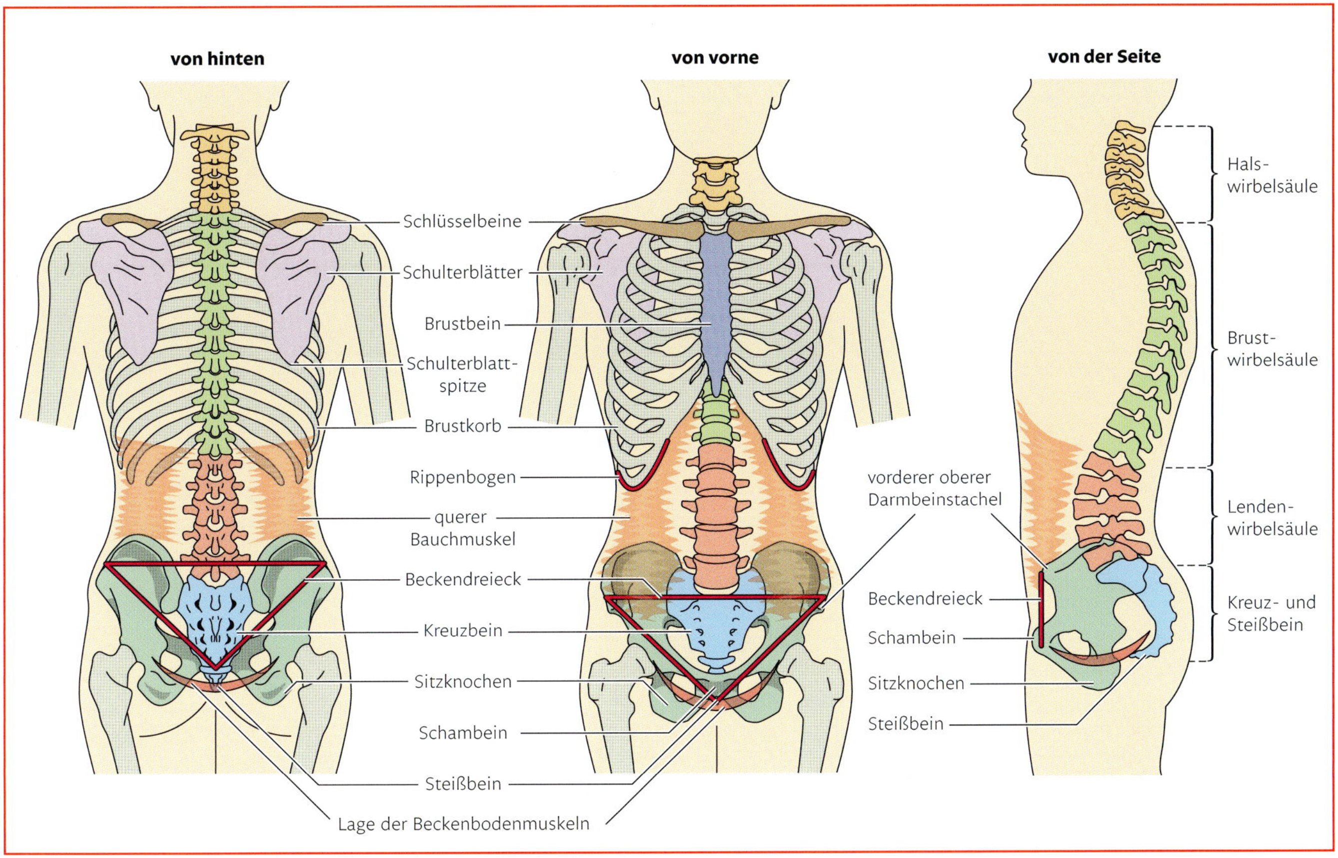

Übersicht der wichtigsten Referenzpunkte für das Pilatestraining

Fortgeschrittene, die mit der Flankenatmung trainieren, halten bei jeder Pilatesübung das Powerhouse permanent aktiv. Üben Sie fleißig!

Wenn Sie vorangegangene Übung beherrschen, dann beginnen Sie einige Male die Atmung (Bauch- oder Flankenatmung) mit der Aktivität des Powerhouses zu kombinieren. Also beim Einatmen das Powerhouse lösen, beim Ausatmen wieder aktivieren. Einsteiger üben mit der Bauchatmung, Geübte und Fortgeschrittene mit der Flankenatmung.

DIE PILATES-SPRACHE

Jetzt fehlen Ihnen lediglich noch einige wichtige Begriffe und Schlüsselwörter, die in den Übungsanleitungen häufig vorkommen – und dann können Sie loslegen! Mithilfe dieser Begriffe können Pilateslehrer knapp und prägnant eine exakte Ausrichtung des Körpers und unterschiedliche Bewegungen beschreiben.

Neutrales Becken und Wirbelsäule

Eine physiologisch korrekte Ausrichtung von Becken und Wirbelsäule nennt man »Neutralstellung«. Für unsere Wirbelsäule ist die natürliche Doppel-S-Schwingung als neutral definiert. Bezüglich des Beckens sind drei Punkte entscheidend: das Schambein und die beiden vorderen oberen Darmbeinstachel des Beckens (man kann sie gut an sich selbst ertasten). Diese drei Punkte werden imaginär zum »Beckendreieck« verbunden (siehe Seite 17).

Das Becken ist in Neutralstellung wenn
> im Liegen das Beckendreieck parallel zum Boden oder
> im Stand das Beckendreieck senkrecht im Raum ausgerichtet ist.

Die Position des Beckens hat immer Einfluss auf die Wirbelsäule, da sie direkt über das Kreuzbein miteinander verbunden sind.

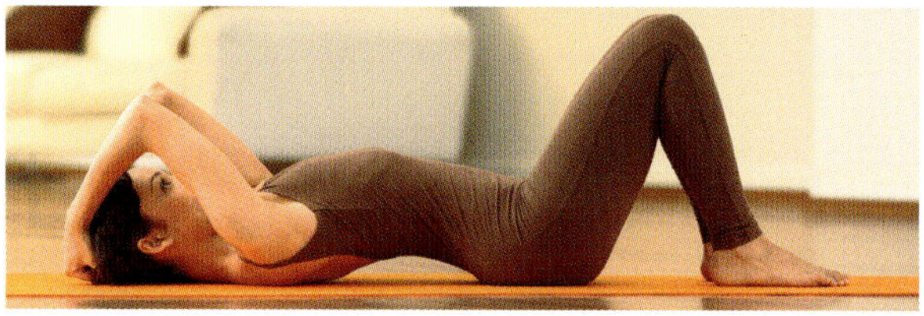

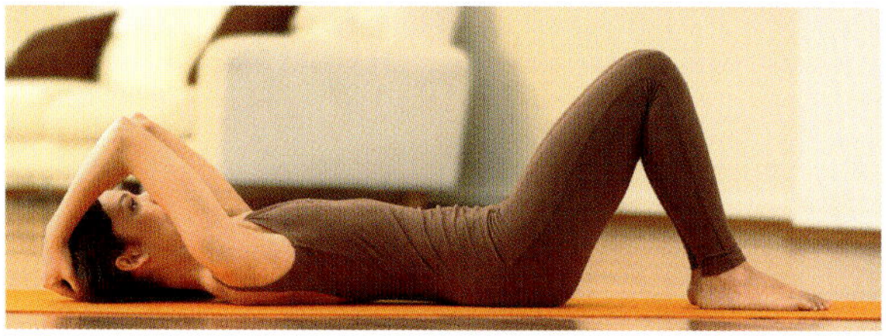

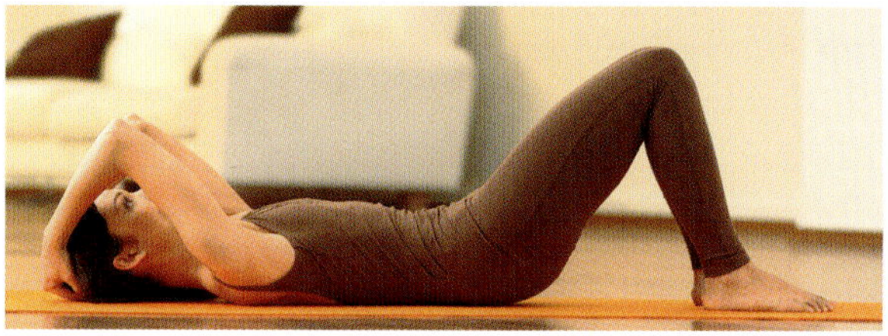

oben: überstreckte Wirbelsäule und »gekipptes« Becken
Mitte: neutrales Becken und neutrale Wirbelsäule
unten: gebeugte Wirbelsäule und »aufgerichtetes« Becken

Auf den Fotos oben sehen Sie
> eine überstreckte Becken-Wirbelsäulen-Position mit »gekipptem« Becken und Hohlkreuz,
> eine neutrale Beckenposition und
> eine gebeugte Position, bei der das Becken »aufgerichtet« ist und der untere Rücken in den Boden sinkt beziehungsweise leicht nach unten drückt.

Langer Nacken

Bei einem »langen Nacken« entfernt sich das Hinterhaupt vom oberen Rücken.

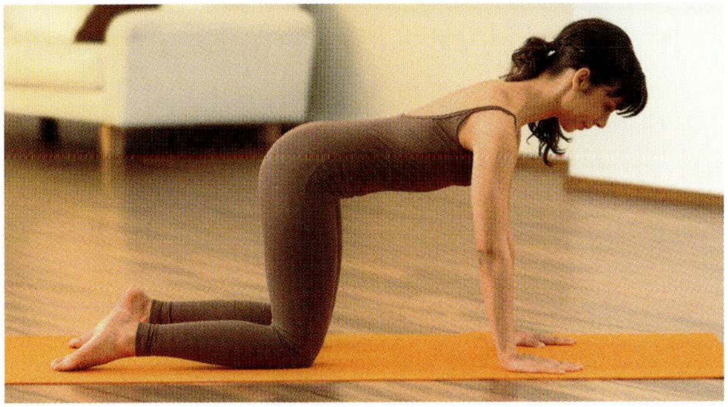

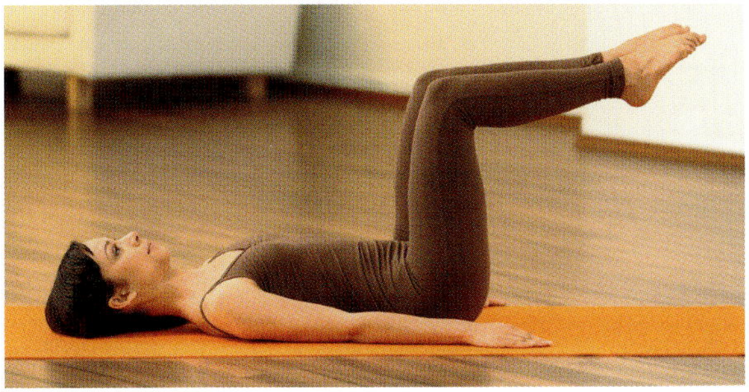

oben: Vierfüßler
unten: Stufenposition

Wirbelsäule und Becken sind in Neutralstellung, der Nacken ist lang.

Fuß point oder flex

Bei der Anweisung »Fuß point« ist dieser lang bis über die Zehenspitzen gestreckt, bei »Fuß flex« ist der Fußrücken zum Schienbein hin angezogen und die Ferse weg geschoben.

Schulterblätter in die Hosentaschen

Bei der Anweisung »Schulterblätter in die Hosentaschen« ziehen Sie die Schulterblätter aktiv nach unten. Dies hat auch immer zur Folge, dass sich die »Schultern von den Ohren weg bewegen«. Dabei haben Sie stets das Gefühl, einen langen Hals zu bekommen.

Vierfüßler

Beim klassischen »Vierfüßler« sind die Hände genau unter den Schultern - Finger nach vorne - und die Knie exakt unter den Hüftgelenken - Füße abgelegt - platziert. Wirbelsäule und Becken befinden sich in Neutralstellung, jetzt allerdings horizontal im Raum ausgerichtet.

Stufenposition

In der »Stufenposition« in Rückenlage sind die Beine so angehoben, dass in den Hüft- und in den Kniegelenken jeweils ein 90°-Winkel entsteht.

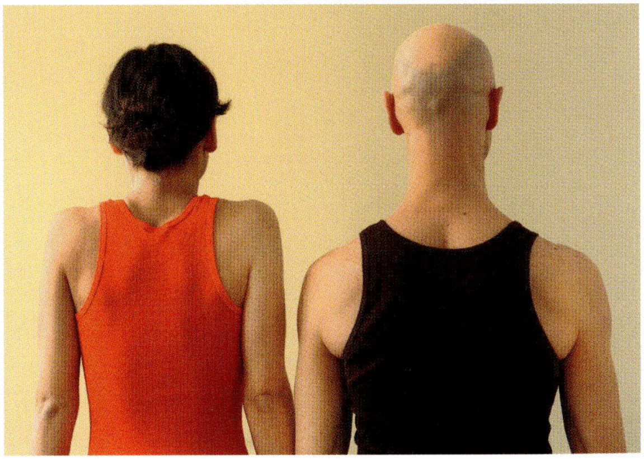

Schulterblätter in die Hosentaschen (rechts)

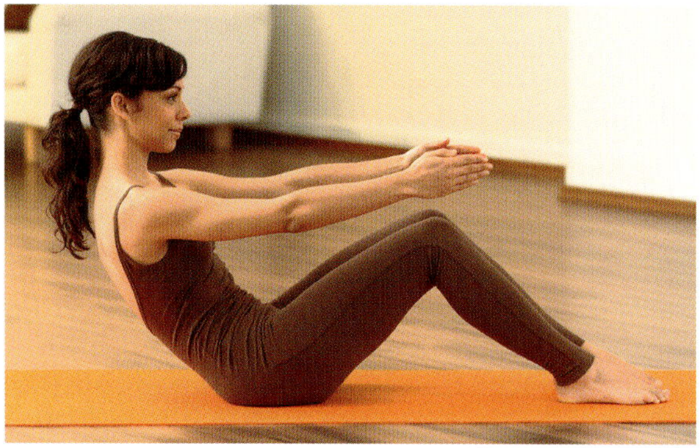

Langes »C«

ten oder Niesen kontrahiert, kann auch willentlich angespannt werden. Dann zieht er den unteren Bauch nach innen und schafft einen aktiven Kraftgürtel.

Langes »C«

> Bei einem langen »C« ist die gesamte Wirbelsäule harmonisch gebeugt, der Nacken lang und die Schultern sind von den Ohren entfernt.

Bauchnabel zur Wirbelsäule

> Wenn davon die Rede ist, den »Bauchnabel zur Wirbelsäule« zu ziehen, dann ist dies immer im Zusammenhang mit dem Powerhouse gemeint. Der quere Bauchmuskel, der reflexartig auch beim Hus-

Hüftbreit und schulterbreit

> »Hüftbreit« meint den Abstand zwischen den beiden Hüftgelenken,

> »schulterbreit« ist der Abstand zwischen den beiden Schultergelenken.

Hüft- bzw. schulterbreite Stellungen sind mit Händen und Füßen gleichermaßen möglich.

Füße parallel

> Bei der Anweisung »Füße parallel« zueinander aufstellen, ist gewöhnlich die parallele Stellung der jeweils zweiten Zehen der Füße gemeint.

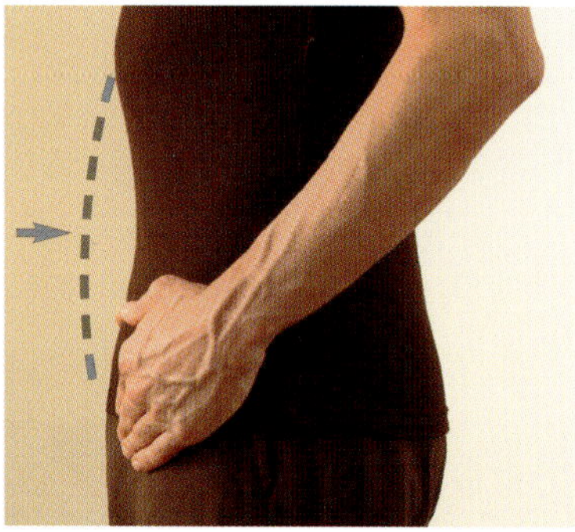

»Bauchnabel zur Wirbelsäule« von der Seite betrachtet

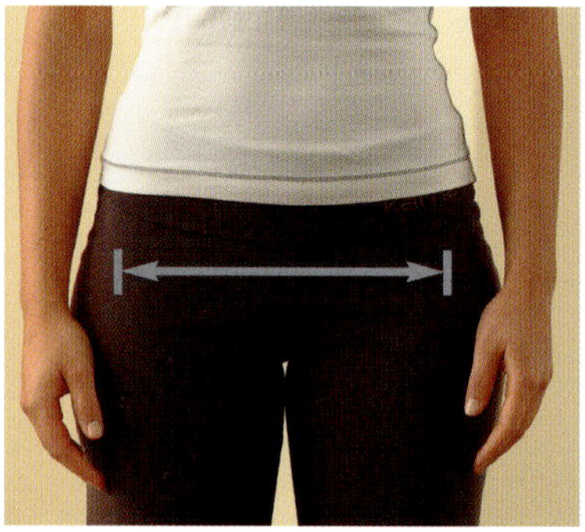

»Hüftbreit« in Bezug auf die Hüftgelenke

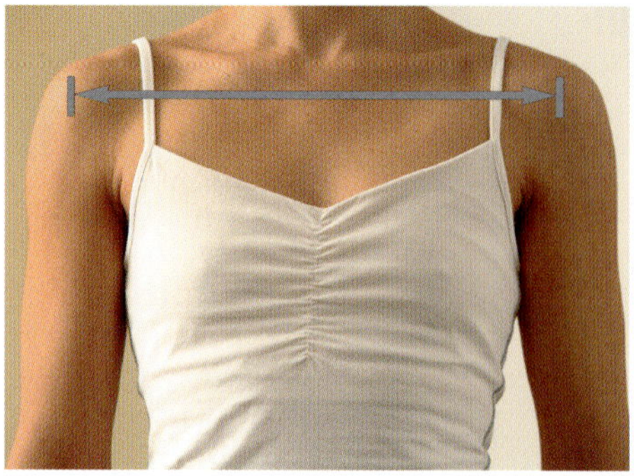

»Schulterbreit« bezieht sich auf den Abstand der Schultergelenke.

HINWEISE ZUM ÜBEN

Nun kennen Sie die wichtigsten Basics von Pilates. Bevor Sie zur Praxis übergehen, möchten wir Ihnen gerne noch einige Hinweise und Regeln ans Herz legen.

Eins nach dem anderen

Einsteiger beginnen bitte mit den Einsteigerübungen. Geübte und Fortgeschrittene kehren regelmäßig zu den Übungen des vorangegangenen Levels zurück, da erst die Mischung aus einfachen und schwierigeren Übungen das Training komplett macht. Nur durch Übungen des richtigen Levels bleibt der Spaß erhalten und ist man vor Verletzungen gefeit. Machen Sie sich bezüglich der sechs Prinzipien keinen Stress! Pilates ist vielfältig – versuchen Sie nicht gleich zu Beginn, alles perfekt zu machen. Legen Sie Ihr Augenmerk auf die Qualität, nicht auf die Menge der Übungen, die Sie durchführen.

Mit Kopf und Körper üben

Lesen Sie die Übungen vorher genau durch und bewegen Sie sich in Gedanken mit. Konzentrieren Sie sich beim Üben. Erarbeiten Sie sich pro Tag nicht mehr als eine neue Übung, bis Sie die Grundlagen verinnerlicht haben. Üben Sie im Einklang mit Ihrer Atmung.

Schön locker bleiben

Der Körper darf beim Üben in keiner Situation und an keiner Stelle verkrampfen. Achten Sie diesbezüglich vor allem auf Ihren Nackenbereich. Aktivieren Sie nur die Muskeln, die Sie wirklich für die Übung benötigen. Bleiben Sie auch im Kopf locker! Ärgern Sie sich nicht, wenn etwas nicht auf Anhieb klappt. Üben Sie konsequent, aber unverkrampft an dieser Sache, bis sie funktioniert. Mit jedem Tag wird das Training dann mehr Spaß machen.

Ohne Schmerzen

Beim Üben dürfen keine Schmerzen, besonders nicht im Rücken, auftreten. Die Übungen sind nicht für schwangere Frauen oder Personen mit körperlichen Beschwerden konzipiert. Halten Sie gegebenenfalls vorher Rücksprache mit Ihrem Arzt. Trainieren Sie nicht unmittelbar nach dem Essen.

Zeit und Raum schaffen

Schon wenige Übungen am Tag reichen aus. Stellen Sie sich im Laufe der Zeit ein eigenes Programm zusammen oder nutzen Sie unsere Quick-Programme ab Seite 86. Finden Sie Ihre optimale Trainingszeit heraus. Das kann morgens, mittags oder am Abend sein. Schalten Sie in dieser Zeit sämtliche Störfaktoren aus, damit Sie sie ganz für sich alleine nutzen können.

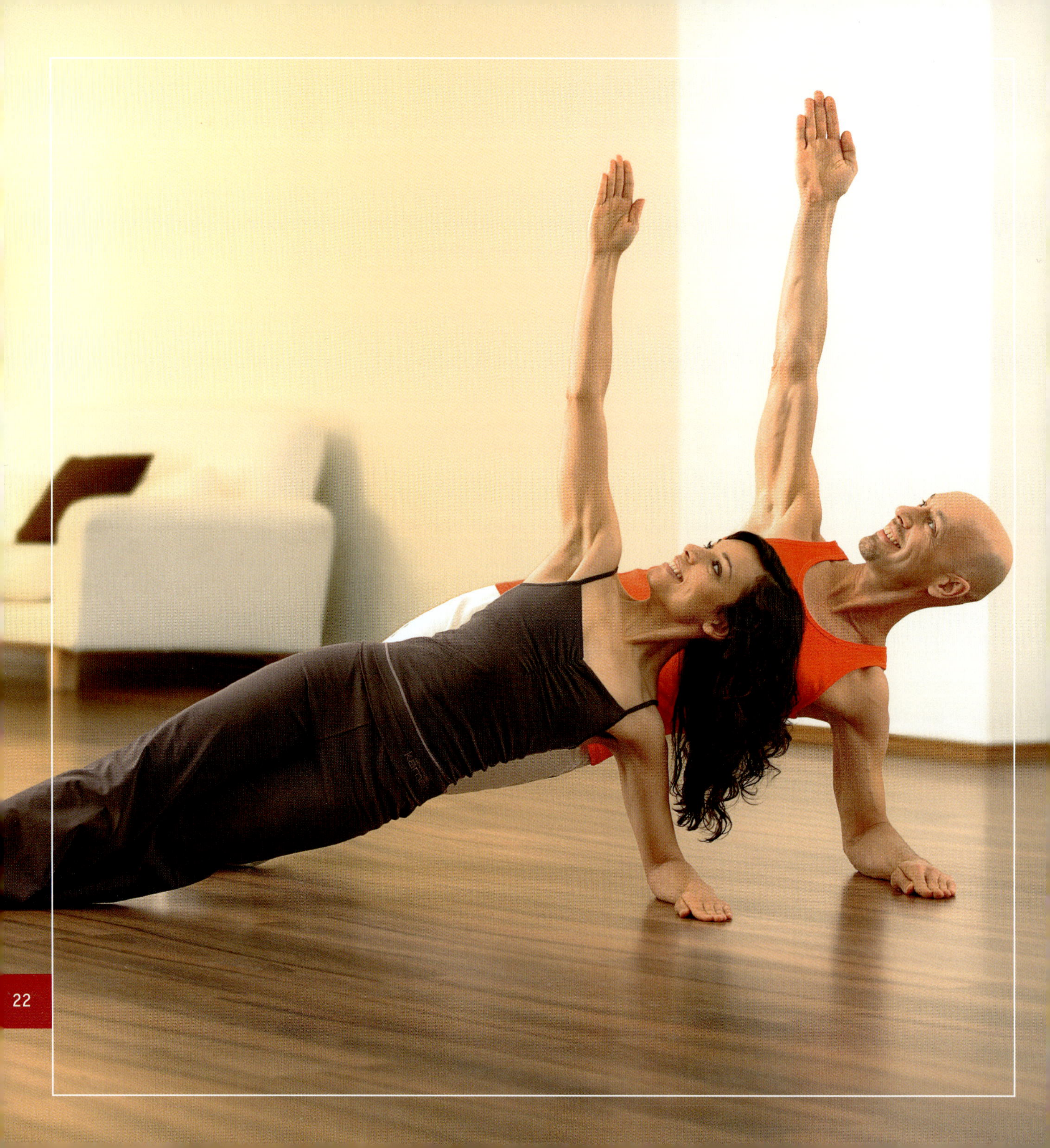

Die besten Pilates-Quickies

Basic Cat

Diese Übung ist eine der sanftesten und wohltuendsten Wege, um die Wirbelsäule zu mobilisieren und den Rücken von Spannungen zu befreien. Genießen Sie die Bewegungen und versuchen Sie Wirbel für Wirbel zu bewegen. Dieses Prinzip benötigen Sie für viele weitere Pilatesübungen.

Vorstellung: Bewegen Sie sich geschmeidig wie eine Katze nach ihrem Mittagsschläfchen.
Detail: Die Bewegung ist sanft und fließend, niemals stockend oder hart. Für eine harmonische C-Kurve ziehen Sie das Steißbein unter den Körper.
Vorsicht: Kein übertriebenes Hohlkreuz bei der Rückenstreckung!

AUSGANGSPOSITION

> Gehen Sie in den klassischen Vierfüßlerstand. Die Füße sind abgelegt. Das Körpergewicht lastet gleichmäßig auf allen Vieren. Die Ellbogen sind durchlässig und weich, die Innenseiten zueinander gewandt. Die Wirbelsäule befindet sich in ihrer natürlichen Schwingung, das Becken ist neutral.

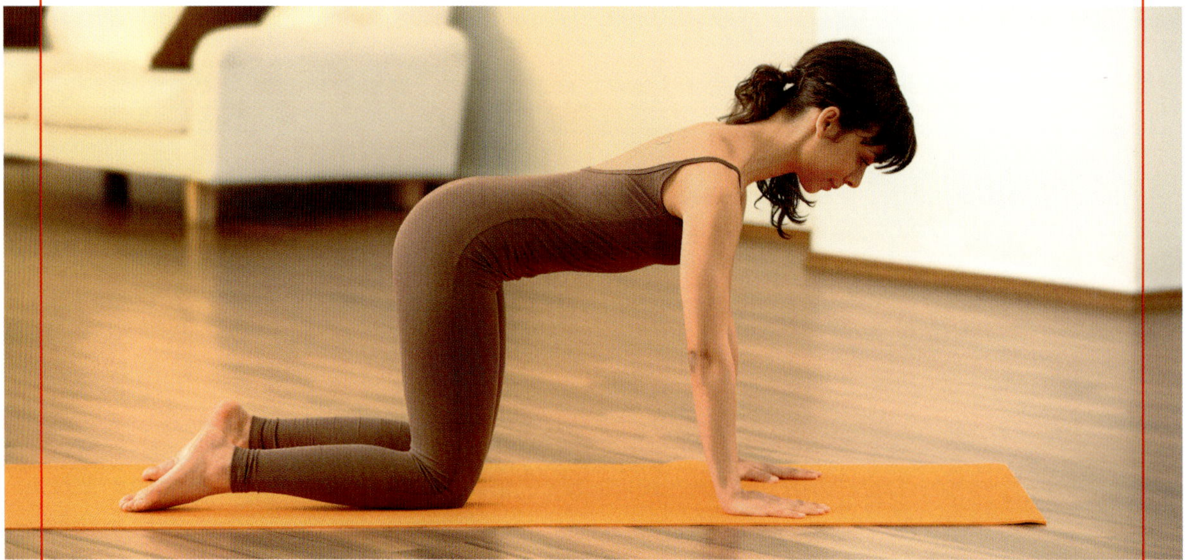

EINATMEN

> Verlängern Sie die Wirbelsäule über Ihren Nacken hinaus und bewegen Sie beide Schulterblätter in Richtung der Hosentaschen. Der Blick ist leicht nach vorne gerichtet.

AUSATMEN

> Ziehen Sie den Bauchnabel in Richtung Wirbelsäule, Ihr Bauch wölbt sich dabei nach innen. Dann beginnen Sie zuerst das Steißbein einzurollen. Wirbel für Wirbel folgen der Lenden-, der Brust- und dann der Nackenbereich. Am Ende der Bewegung bildet die gesamte Wirbelsäule ein harmonisch geformtes »C«, Ihr Blick geht zu den Knien. Ziehen Sie immer noch die Schultern weg von den Ohren und spüren Sie die sanfte Dehnung der Rückenseite.

EINATMEN/AUSATMEN

Beim Einatmen lösen Sie diese Rundung gleichmäßig auf und gehen erneut in eine leichte Rückenstreckung. Die Sitzknochen ziehen nach hinten heraus, Ihr Blick wandert nach vorn und die Schultern sind weit und offen. Mit dem Ausatmen wieder von vorne beginnen.

Etwa 8-mal wiederholen.

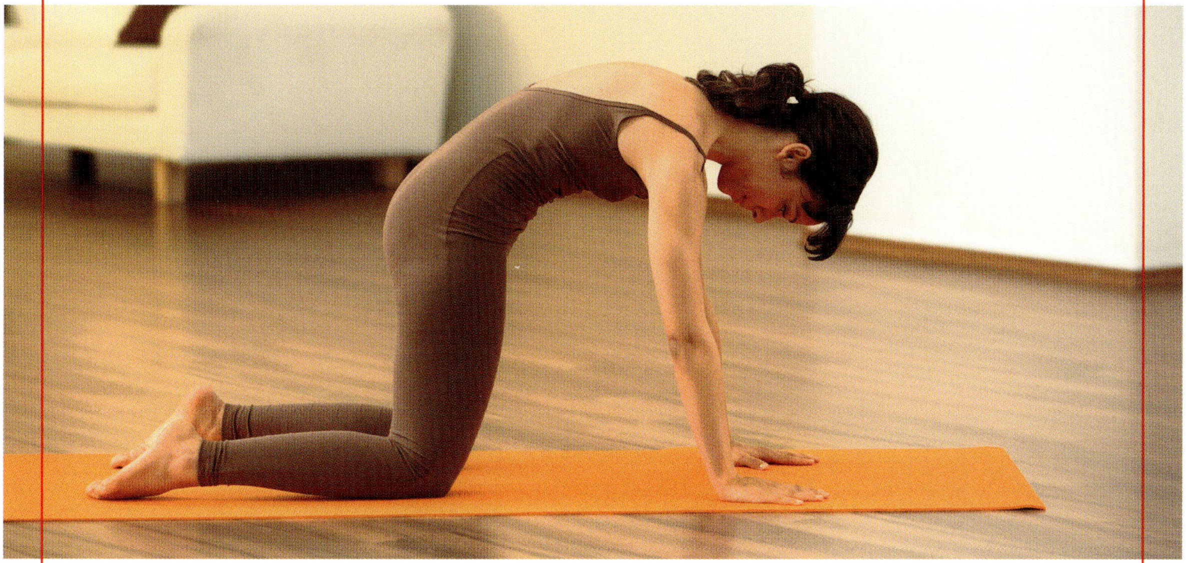

Rainbow Arms

Die »Regenbogenarme« verbinden zwei wichtige Aspekte: Einerseits wird die Wirbelsäule in Rotation beweglich gemacht, was sie ausgesprochen gerne mag, andererseits weiten wir den Brustkorb und dehnen die Brustmuskeln, was die Haltung des oberen Rückens und die Atmung verbessert. Diese sanfte Übung ist auch sehr dafür geeignet, sich nach anstrengenden Bauch- oder Rückenübungen aktiv zu entspannen.

AUSGANGSPOSITION

> In Seitenlage legen Sie ein mehrfach zusammengelegtes Handtuch oder ein festes Kissen unter Ihren Kopf. Ziehen Sie die Beine rechtwinklig an. Beide Knie und beide Füße liegen übereinander. Die Arme sind lang nach vorne ausgestreckt, die Hände liegen mit langen Fingern übereinander. Versuchen Sie die unten liegende Taille etwas vom Boden zu lösen. Der Schulter-Nacken-Bereich ist entspannt und der Kopf in Verlängerung des Rückens.

EINATMEN

> Beim Einatmen schieben Sie den oberen Arm zuerst nach vorne weg und heben ihn dann in weitem Bogen bis in die Senkrechte.

Vorstellung: Zeichnen Sie mit der Hand einen großen, die Welt überspannenden Regenbogen.
Detail: Beim Öffnen des Bogens ist der Schultergürtel weit und offen, der bewegte Arm im Ellbogen weich. Drehen Sie nur so weit, wie es angenehm ist und die Knie übereinander liegen bleiben. Das Becken bleibt stabilisiert in der Ausgangsposition und dreht nicht mit. Beobachten Sie, ob bei jedem Öffnen der Bogen ein wenig weiter gespannt werden kann. Fließend im eigenen Atemrhythmus üben.

AUSATMEN

> Ohne mit der Bewegung oder der Atmung anzuhalten, öffnen Sie den Arm fließend weiter nach hinten. Schultergürtel und Brustkorb drehen sich mit, der Blick folgt der Hand. Halten Sie Abstand zwischen Schultern und Ohren und lassen Sie das Brustbein weich sinken.

EINATMEN/AUSATMEN

> Beim Einatmen den Arm bis in die Senkrechte zurückholen, beim Ausatmen die Hände vorne wieder aufeinander legen.

Sie können diese Übung bis zu 12-mal wiederholen. Nach der Hälfte auf die andere Seite wechseln.

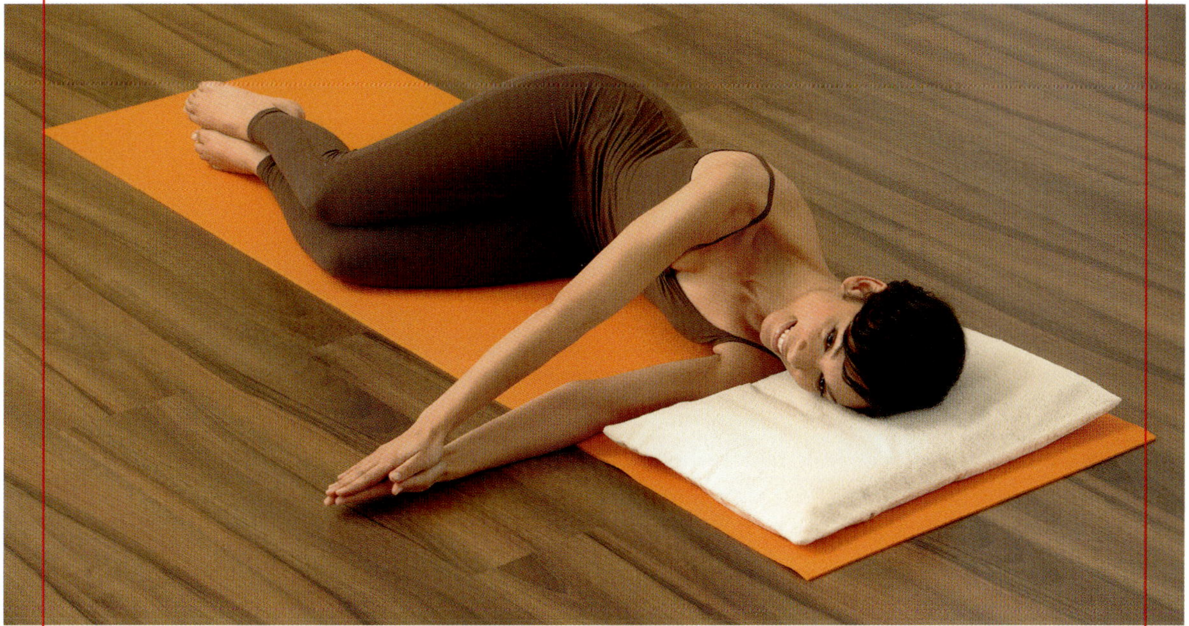

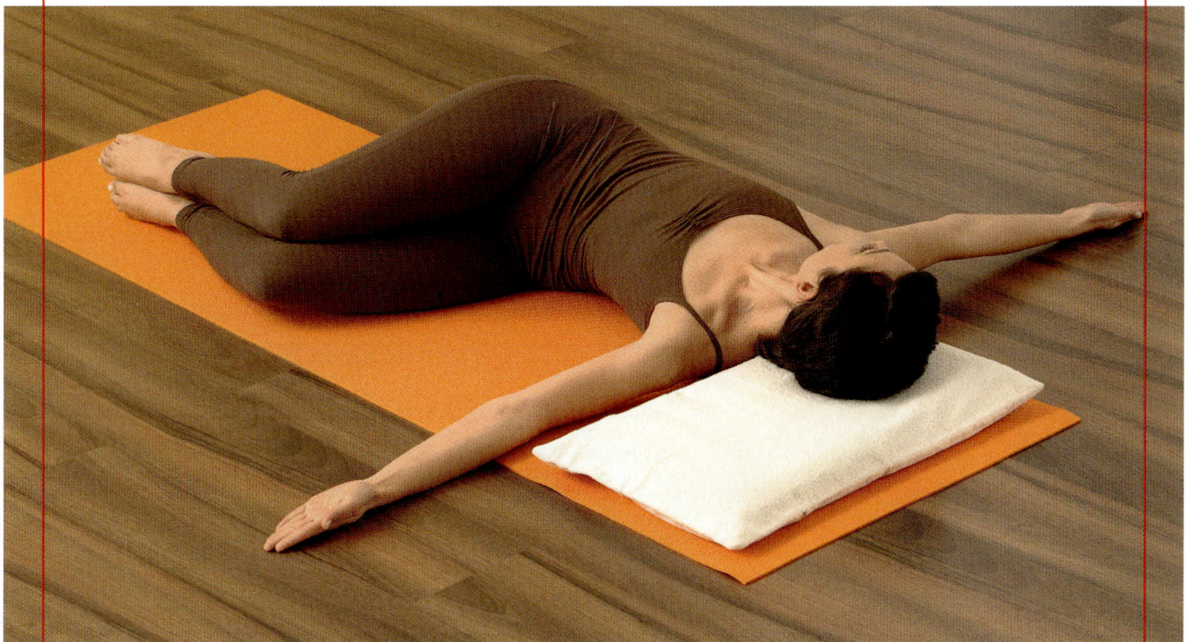

Dead Bug

Wenn Sie mit dieser Übung das Verständnis zum Halten der Becken- und Wirbelsäulenneutralposition vertiefen, schaffen Sie ein solides Fundament für viele weiterführende Übungen.

AUSGANGSPOSITION

> In Rückenlage sind die Beine hüftbreit aufgestellt, die Füße parallel. Das Becken und die Wirbelsäule befinden sich in Neutralposition, der Nacken ist lang. Legen Sie die Arme neben dem Rumpf ab,

Vorstellung: Unter Ihrer Lendenwirbelsäule liegt eine Kirsche, die nicht zerdrückt werden darf.
Detail: Die Herausforderung bei dieser Übung besteht darin, den kompletten Oberkörper zu fixieren, das Becken in seiner Neutralposition zu halten und die Bewegung ausschließlich im Hüftgelenk stattfinden zu lassen. Das Knie des bewegten Beines verändert dabei seinen Winkel nicht. Die jeweiligen Einatemphasen sind statische Haltephasen, es findet hierbei also keine Bewegung statt.

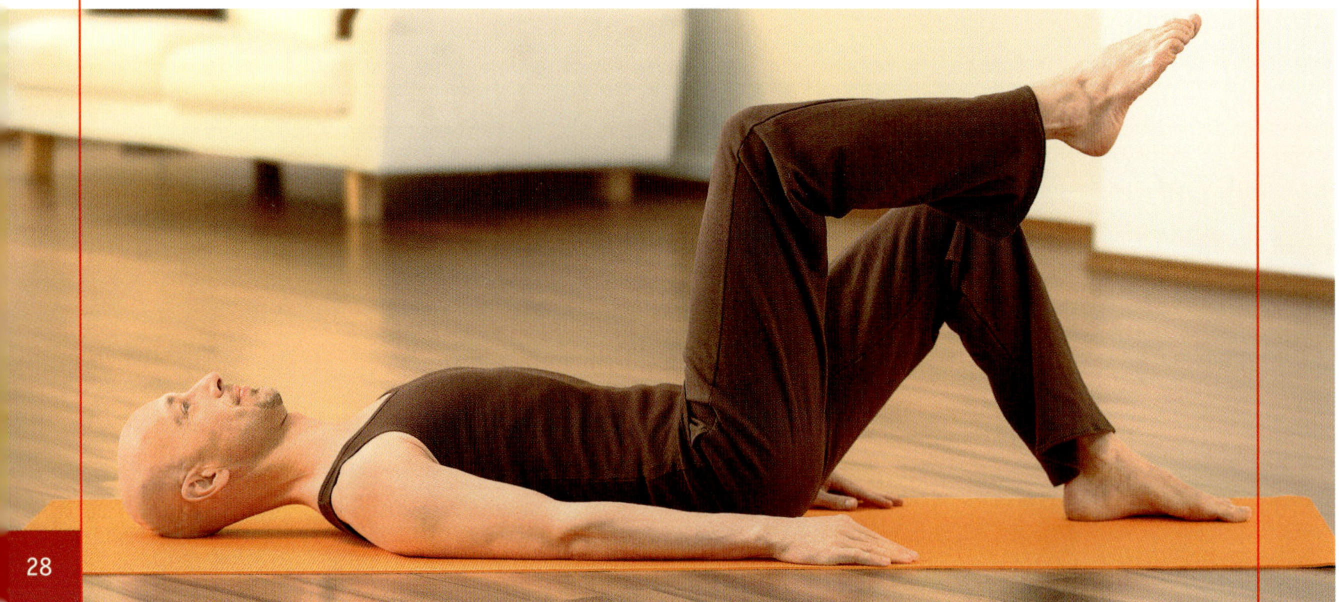

ziehen Sie sie etwas in Richtung Fersen und entspannen Sie die Schultern. Nun heben Sie das rechte Bein in Stufenposition.

EINATMEN

> Verlängern Sie die Wirbelsäule über Ihren Hinterkopf. Der Nacken-Schulter-Bereich ist dabei weich. Das Bein bleibt stabil angehoben.

AUSATMEN

> Stabilisieren Sie mittels des Powerhouse Ihre Körpermitte als feste Basis für diese Übung. Senken Sie im Hüftgelenk das rechte Bein ab und tippen Sie mit dem großen Zeh sanft auf den Boden. Das Kniegelenk bleibt bei dieser Bewegung wie eingefroren, die Bewegung findet nur im Hüftgelenk statt.

EINATMEN/AUSATMEN

> Halten Sie beim Einatmen die erlangte Position. Mit dem nächsten Ausatmen wird das Bein in die Ausgangsposition zurück angehoben.

Machen Sie 8 bis 10 Wiederholungen und wechseln Sie nach einer kleinen Pause die Seite.

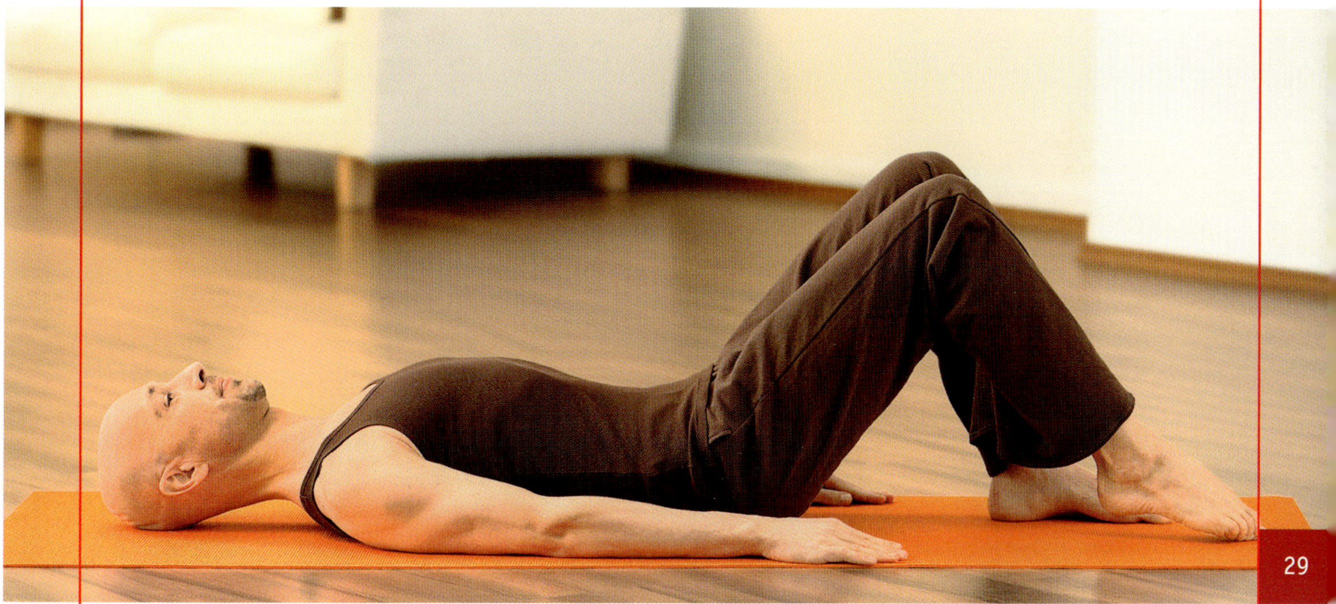

Classic Curl

Diese Übung ist eine einfache Grundübung, die vor allem Ihre tiefe und gerade Bauchmuskulatur trainiert. Sie schafft eine gute Kraftbasis für alle weiteren Bauchübungen und verleiht ein erstes Verständnis davon, was es bedeutet, die Wirbelsäule in ihren einzelnen Abschnitten bewusst und segmental auf- und abzurollen.

Vorstellung: Im unteren Bauch ist Ihr Kraftwerk platziert, das erst »eingeschaltet« werden muss, bevor sich der Rumpf anheben kann.
Details: Das Kinn »schwebt« über dem Brustbein, pressen Sie es nicht auf den Brustkorb. Rollen Sie den Oberkörper bezüglich seiner Rechts-Links-Balance symmetrisch auf und ab. Gesäß- und Oberschenkelmuskulatur bleiben locker. Die Ellbogen sind stets geöffnet, während der Kopf möglichst entspannt in den Händen liegt.

AUSGANGSPOSITION

> Sie befinden sich in Rückenlage. Die Beine sind hüftbreit aufgestellt, die Füße flach am Boden. Legen Sie die Hände an den Hinterkopf und öffnen Sie die Ellbogen nach außen. Heben Sie Kopf und Nacken vom Boden. Das Kinn ist eine Faustlänge vom Brustbein entfernt. Richten Sie den Blick Richtung Knie. Becken und Lendenwirbelsäule befinden sich in Neutralstellung.

EINATMEN

> Verlängern Sie die Wirbelsäule über Ihren Hinterkopf. Der Nacken-Schulter-Bereich ist weich.

AUSATMEN

> Verwenden Sie Ihre Bauchmuskulatur, um zuerst die Schulterblätter und dann den Oberkörper Wirbel für Wirbel weiter vom Boden abzulösen. Hierbei wird der Bauch flach, die unteren Rippen und das Becken nähern sich und die Lendenwirbelsäule sinkt spürbar in den Boden. Die Bewegung wird kontrolliert geführt und ohne reißenden Schwung vollzogen. Der Hals bleibt lang, die Schultern weit und unverkrampft.

EINATMEN/AUSATMEN

> Mit dem Einatmen in umgekehrter Reihenfolge die Wirbelsäule abrollen, bis die Schulterblattspitzen den Boden berühren. Nicht ganz ablegen! Der untere Rücken bleibt in weicher Verbindung mit dem Boden. Mit dem Ausatmen den Rumpf erneut heben.

Rollen Sie 8- bis 10-mal von der Matte auf.

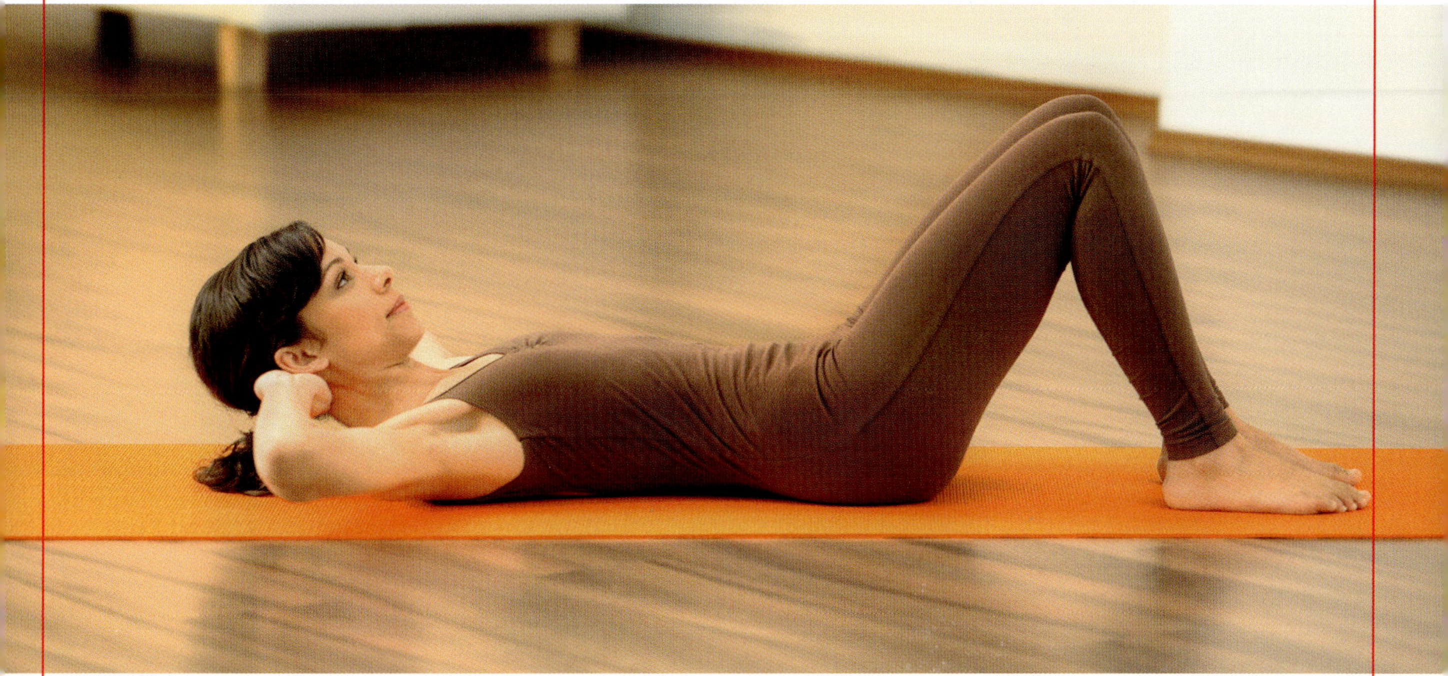

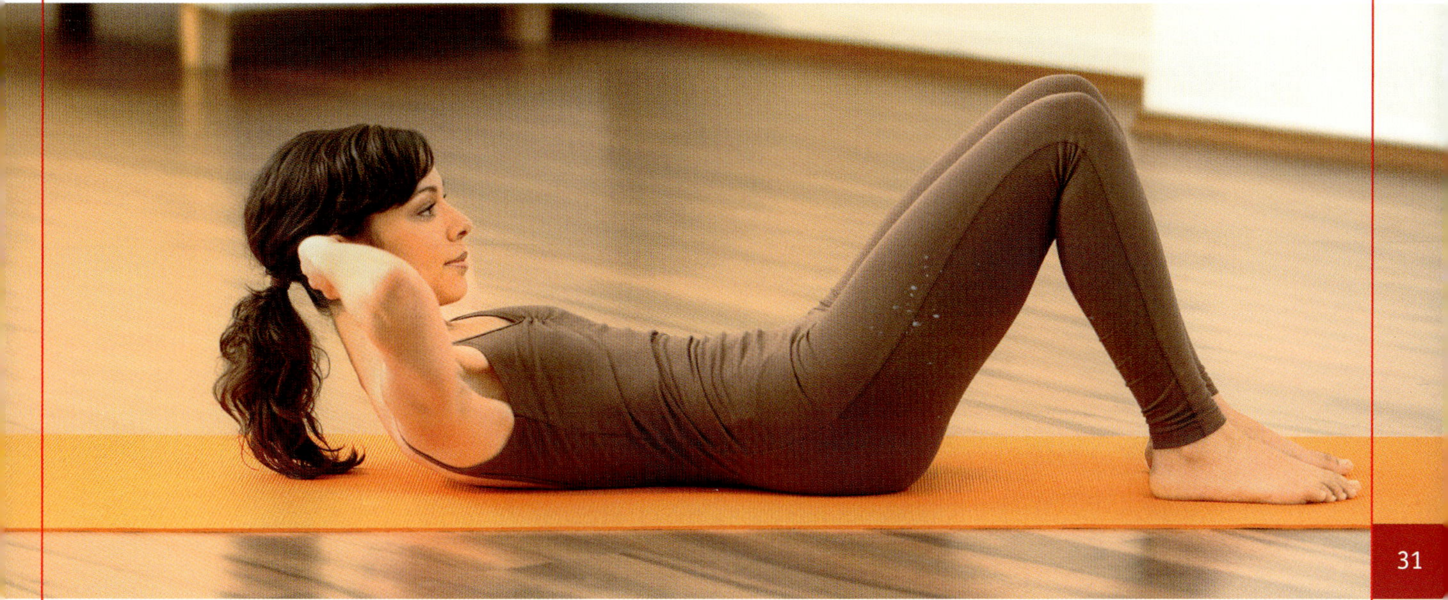

Basic Bridging

Die »Schulterbrücke« trainiert die Beweglichkeit und Mobilisierung des Rückens in Verbindung mit einer Kräftigung der Gesäß- und hinteren Oberschenkelmuskeln. Man bewegt konzentriert jeden einzelnen Wirbel gegen den anderen und verbessert dadurch die Wahrnehmung für die Wirbelsäule erheblich.

Vorstellung: Die Wirbelsäule ist wie eine wertvolle Perlenkette. Heben Sie vorsichtig Perle für Perle vom Boden ab.
Detail: Die Knie bleiben stabil und die Beckenknochen bewegen sich gleichzeitig, sodass sie sich immer auf gleicher Höhe befinden. Während der Bewegung ist das Schambein immer höher als der Bauchnabel. Lassen Sie die Arme entspannt neben dem Körper liegen.

AUSGANGSPOSITION

> In Rückenlage sind die Beine aufgestellt. Füße und Knie hüftbreit. Die Arme liegen entspannt neben dem Rumpf. Schieben Sie die Hände in Richtung Fersen. Nacken verlängern, Schultern

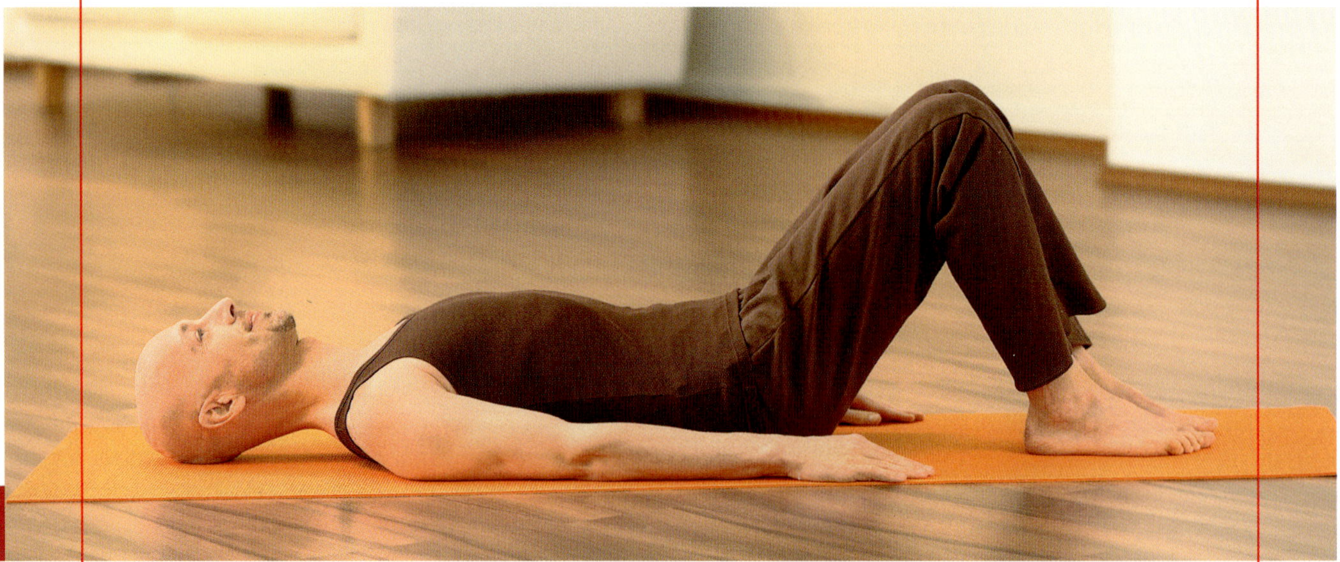

entspannen. Wirbelsäule und Becken befinden sich in Neutralstellung.

EINATMEN

> Verlängern Sie gedanklich Ihre beiden Sitzbeinknochen in Richtung Fersen.

AUSATMEN

> Aktivieren Sie Ihr Powerhouse, der Bauch wird flach, der Bauchnabel zieht zur Wirbelsäule und der untere Rücken drückt sanft gegen den Boden. Dann hebt sich das Steißbein gefolgt vom Kreuzbein und im Anschluss alle einzelnen Wirbel vom Lenden- bis zum Brustbereich, bis das Körpergewicht auf den Schulterblättern ruht. Man hat das Gefühl, der Rücken schält sich förmlich vom Boden. Kein Hohlkreuz machen!

EINATMEN/AUSATMEN

> Beim Einatmen in der höchsten Position des Beckens verweilen. Beim Ausatmen vom Gefühl her das Steißbein zu den Knien ziehen, Powerhouse erneut aktivieren, Brustbein weich sinken lassen und in umgekehrter Reihenfolge von der Brustwirbelsäule bis zum Steißbein abrollen.

Rollen Sie 6- bis 8-mal nach oben und unten.

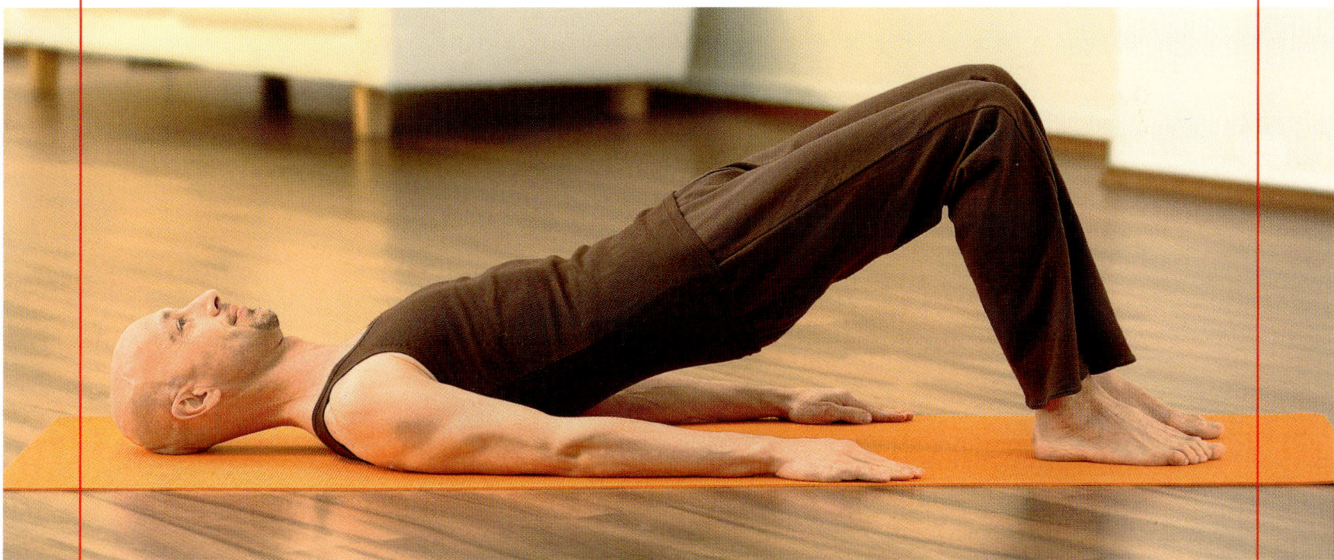

Knee Circles

Beim »Knie kreisen« verbessern Sie Ihre Beweglichkeit und die Sensibilität in den Hüftgelenken. Gleichzeitig ist Ihr Powerhouse aufgefordert, die Stabilität im Becken- und unteren Rückenbereich zu halten. Hierbei werden Sie vor die neue Herausforderung gestellt, das Becken gegen die »seitlich« wirkende Schwerkraft zu stabilisieren. Üben Sie anfangs präzise kleine Kreise, etwa so groß wie ein Tennisball, und lernen Sie, den Rumpf gegen die Bewegung zu stabilisieren. Je geübter Sie sind, desto größer können die Kreise werden.

Vorstellung: Wie von einem Marionettenspieler geführt, bewegt sich der Oberschenkel sanft und fast wie von alleine in der Hüftgelenkspfanne.
Detail: Der Winkel des Kniegelenks beim bewegten Bein verändert sich nicht. Die Herausforderung dieser Übung besteht darin, die Neutralposition des Beckens beizubehalten, egal wie groß die Kreise ausgeführt werden. Schultern und Schulterblätter haben stets unverkrampft Kontakt mit der Unterlage. Die stabilisierende Kraft entsteht in Ihrem Körperzentrum.

AUSGANGSPOSITION

> Sie sind in Rückenlage mit neutraler Stellung des Beckens und der Wirbelsäule. Die Arme liegen entspannt neben dem Körper. Wenn die Arme zu einem »V« geöffnet sind, gelingt es leichter, die Stabilität des Rumpfes zu halten. Sind die Arme dagegen enger am Rumpf, ist die Herausforderung größer. Das linke Bein ist aufgestellt, das rechte in Stufenposition angehoben mit dem Fuß in Pointstellung.

EINATMEN

> Bewegen Sie den Oberschenkel etwas in Richtung Oberkörper. Das Becken bleibt in Neutralstellung.

AUSATMEN

> Der Bauchnabel zieht nach innen, die Beckenbodenmuskeln werden aktiviert. In einer kreisenden Bewegung führen Sie den Oberschenkel nach rechts außen und dann vom Oberkörper weg.

EINATMEN/AUSATMEN

> Beim Einatmen den Kreis bis in die Ausgangsposition weiterzeichnen. Dabei ist das Knie wieder genau über dem seitengleichen Hüftgelenk.

Beginnen Sie von Neuem und lassen Sie das Bein 8- bis 10-mal kreisen. Dann Beine wechseln. Führen Sie anschließend mit jedem Bein einen erneuten Durchgang in die andere Kreisrichtung durch.

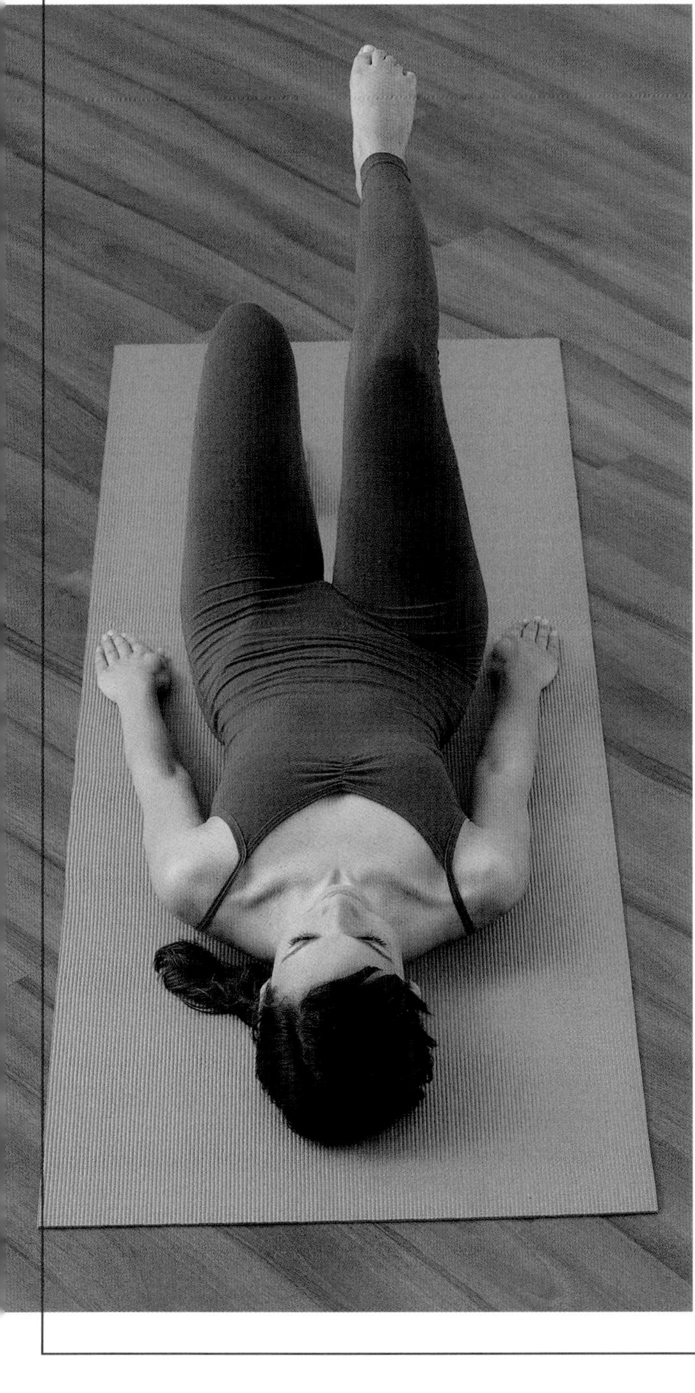

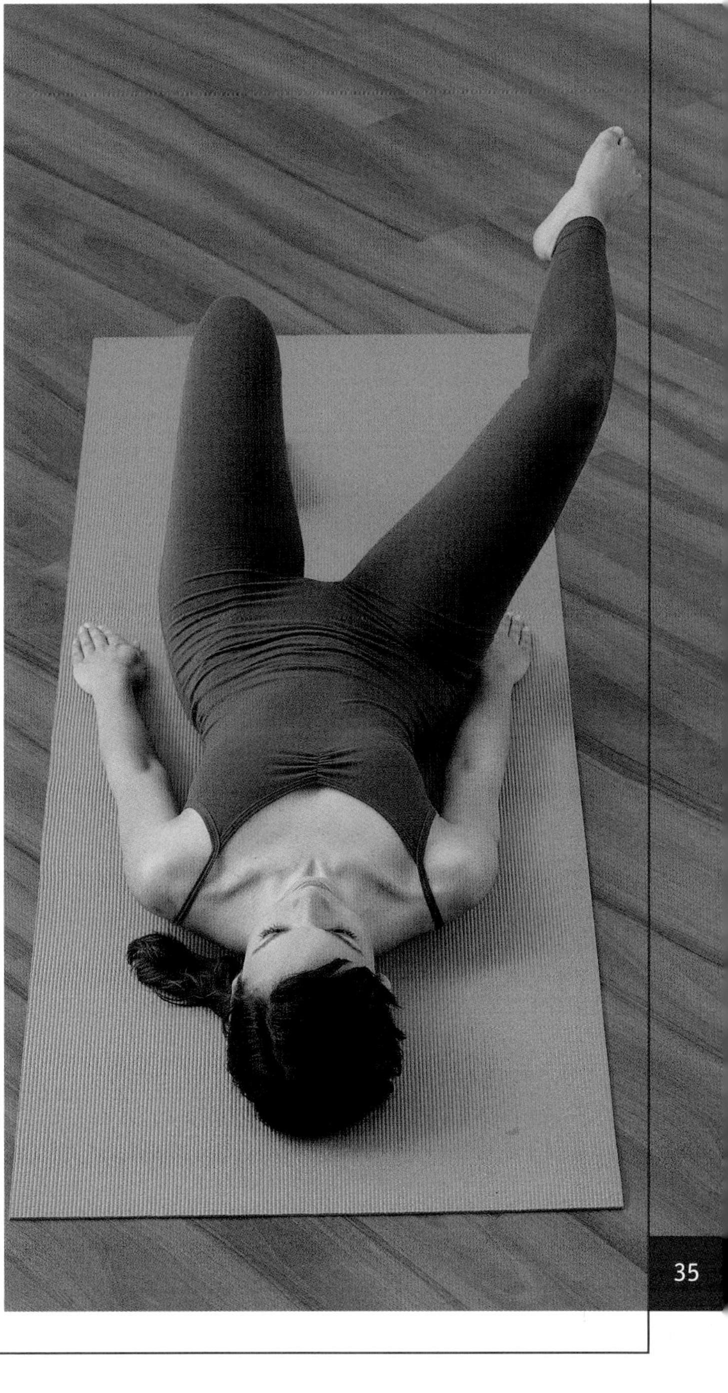

Bottom Shape

Wer wünscht sich nicht einen knackigen Po? Mit dieser Übung liegen Sie dafür richtig! Wir kräftigen damit den großen Gesäßmuskel, der sich hauptsächlich für die runde äußere Form verantwortlich zeigt. Ebenso wird ein Teil der rückwärtigen Oberschenkelmuskeln trainiert. Je nach Beweglichkeit in den Hüftgelenken spürt man diese Übung auch in den unteren Rückenmuskeln.

Vorstellung: Während der gesamten Übung zieht jemand sanft, aber spürbar die Beine in die Länge.
Detail: Heben Sie das jeweilige Bein ohne Schwung an; es soll eine von den Muskeln geführte Bewegung sein. Wenn ein Bein nach dem Heben wieder abgelegt wird, halten Sie dessen Länge trotzdem aktiv. Stabilisieren Sie Ihren Oberkörper, indem Sie stets das Gefühl einer langen Wirbelsäule behalten und die Schulterblätter am hinteren Brustkorb haften bleiben.
Variation: Fortgeschrittene heben beide Beine an und führen eine langsame Paddelbewegung wie beim Kraulschwimmen durch. Hierbei das Powerhouse halten und in die Flanken atmen.

AUSGANGSPOSITION

> Legen Sie sich gestreckt auf den Bauch, die Beine leicht auseinander, die Füße lang. Nehmen Sie die Arme nach vorne und legen Sie die Stirn auf den Händen ab. Der Nacken ist lang, die Schultern weit weg von den Ohren. Spüren Sie die Beckenknochen und das Schambein am Boden fixiert, das Beckendreieck ist also parallel.

EINATMEN

> Seien Sie sich der Stabilität der Wirbelsäule und des Beckens bewusst. Bewegen Sie die Schulterblätter nach unten.

AUSATMEN

> Ziehen Sie den Bauchnabel nach innen, der Bauch höhlt sich dabei aus. Gleichzeitig stabilisieren Sie das Becken und den unteren Rücken. Verlängern Sie das linke Bein aus dem Körperzentrum heraus bis zu den Zehenspitzen und heben Sie es anschließend kontrolliert an.

EINATMEN/AUSATMEN

> Beim Einatmen die Länge des Beins beibehalten und senken, aber nicht ganz ablegen, beim Ausatmen wieder heben.

6- bis 8-mal wiederholen, dann die andere Seite üben.

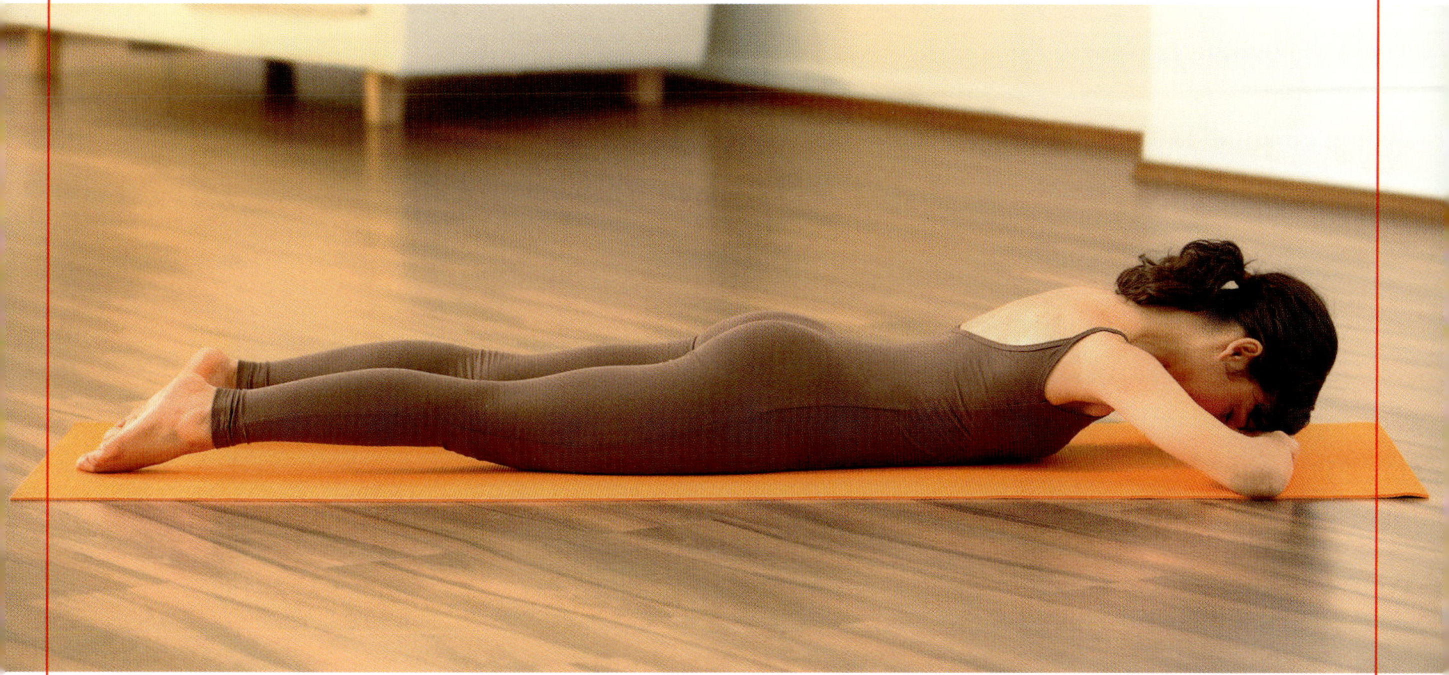

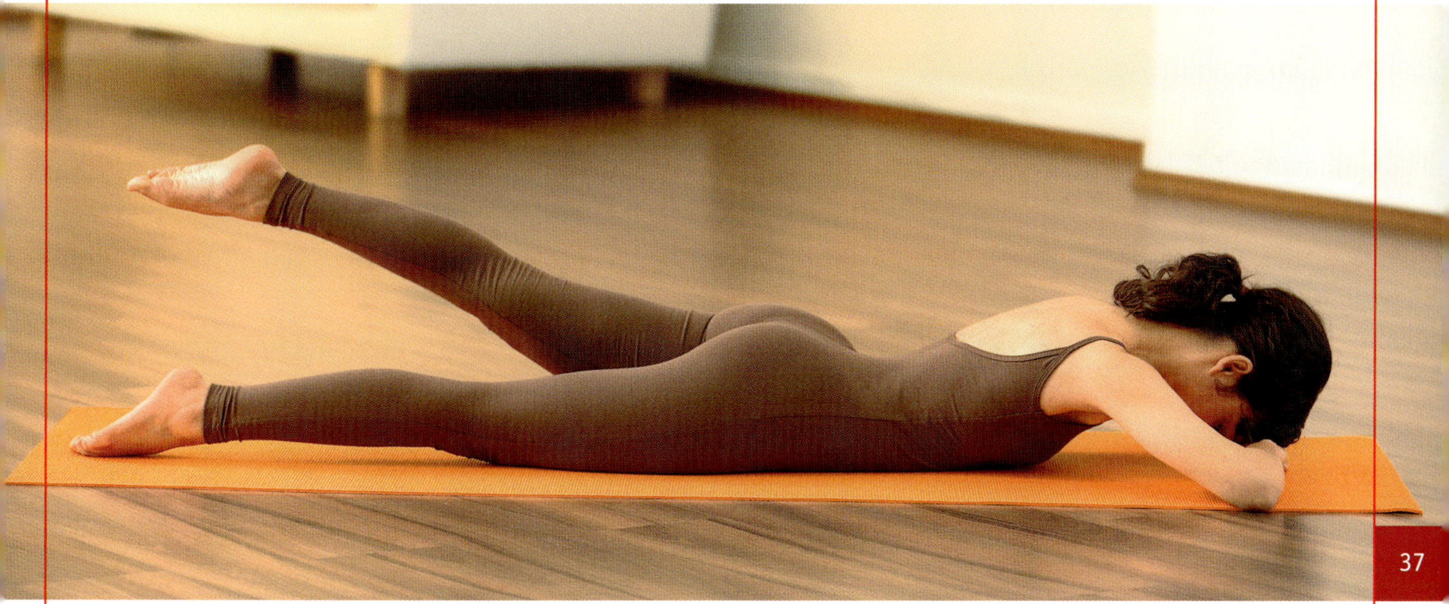

Press Up

Von dieser Übung wird insbesondere Ihr oberer Rücken profitieren. Wir strecken ihn, mobilisieren die Brustwirbelsäule, kräftigen die Muskeln in diesem Bereich und weiten den Brustkorb. Dies wirkt einem unschönen Rundrücken entgegen und verbessert die Atmung im Alltag. Zusätzlich erhöhen wir die Haltekraft der Schulterblattstabilisatoren und straffen die Muskeln auf der Rückseite des Oberarmes (Trizeps). Je präziser Sie üben, desto genauer werden Sie alle weiteren Rückenstreckübungen in diesem Buch durchführen können.

AUSGANGSPOSITION

> Sie befinden sich in Bauchlage, Rumpf und Becken in Neutralstellung. Legen Sie die Hände flach auf der Höhe der Schultern neben den Brustkorb, die Ellbogen zeigen zur Decke. Der Kopf ist leicht angehoben, das Gesicht parallel zum Boden, der Nacken ist lang. Die Beine sind hüftbreit geöffnet und bis zu den Zehenspitzen gestreckt.

EINATMEN

> Ziehen Sie die Ellbogen in Richtung Fersen, die Schulterblätter bewegen sich nach unten, die Wirbelsäule verlängert sich über den Nacken.

Vorstellung: Ihr Bauch liegt auf heißem Sand. Damit Sie sich nicht verbrennen, müssen Sie die Bauchdecke einziehen.
Detail: Behalten Sie stets das Gefühl einer langen Wirbelsäule. Die Füße haben immer Kontakt zum Boden, die Gesäßmuskeln entspannen.

AUSATMEN

> Beginnen Sie mit einem aktiven Powerhouse, der Bauch höhlt sich quasi aus. Drücken Sie die Handballen leicht gegen den Boden und aktivieren Sie die Rückenmuskeln. Mit dieser aufgebauten Kraft heben Sie das Brustbein soweit an, dass die unteren Rippenbögen gerade noch Kontakt zum Boden haben. Die gesamte Wirbelsäule befindet sich in einer harmonisch gebogenen, langen und aufgerichteten Stellung.

EINATMEN/AUSATMEN

> Beim Einatmen lassen Sie den Bauch entspannt in den Boden sinken und bewegen das Brustbein wieder nach unten. Der Nacken bleibt lang. Beim Ausatmen beginnen Sie wieder von vorne. Denken Sie daran, zuerst das Powerhouse zu aktivieren, bevor sich der Oberkörper vom Boden anhebt.

8- bis 10-mal wiederholen.

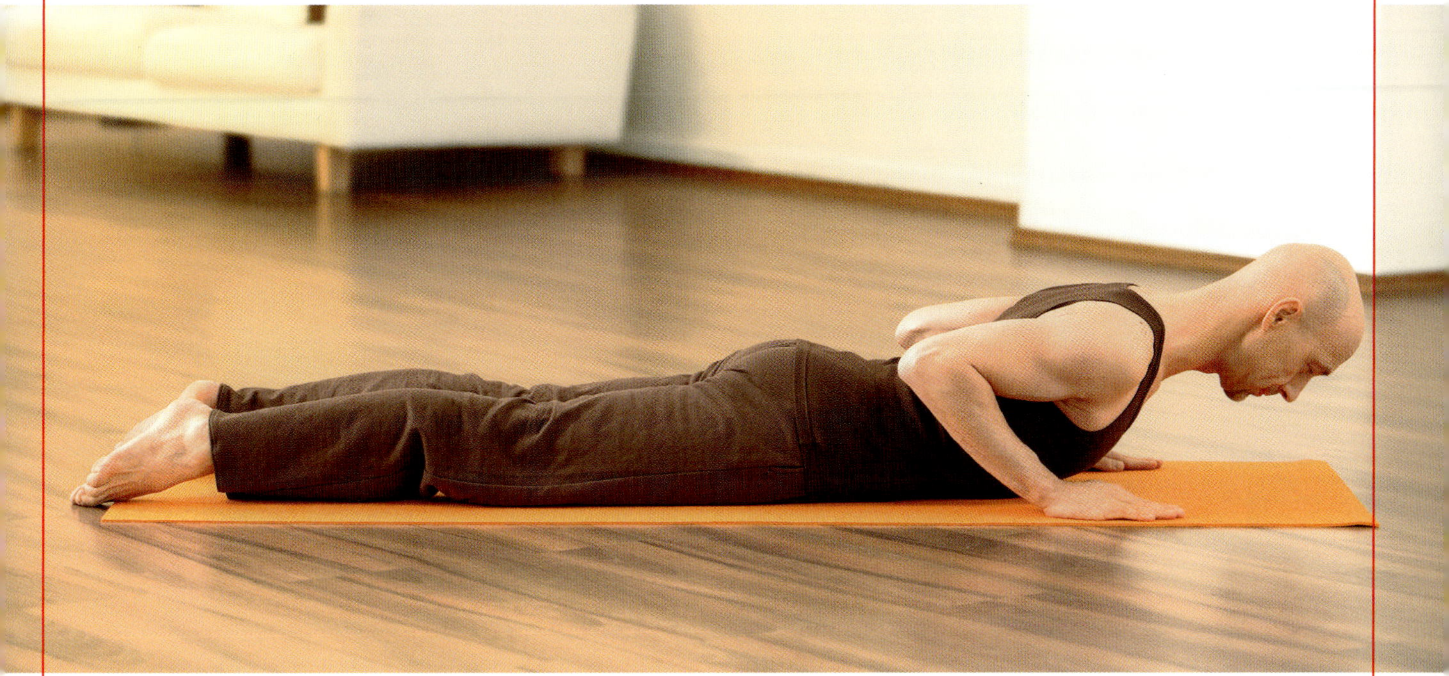

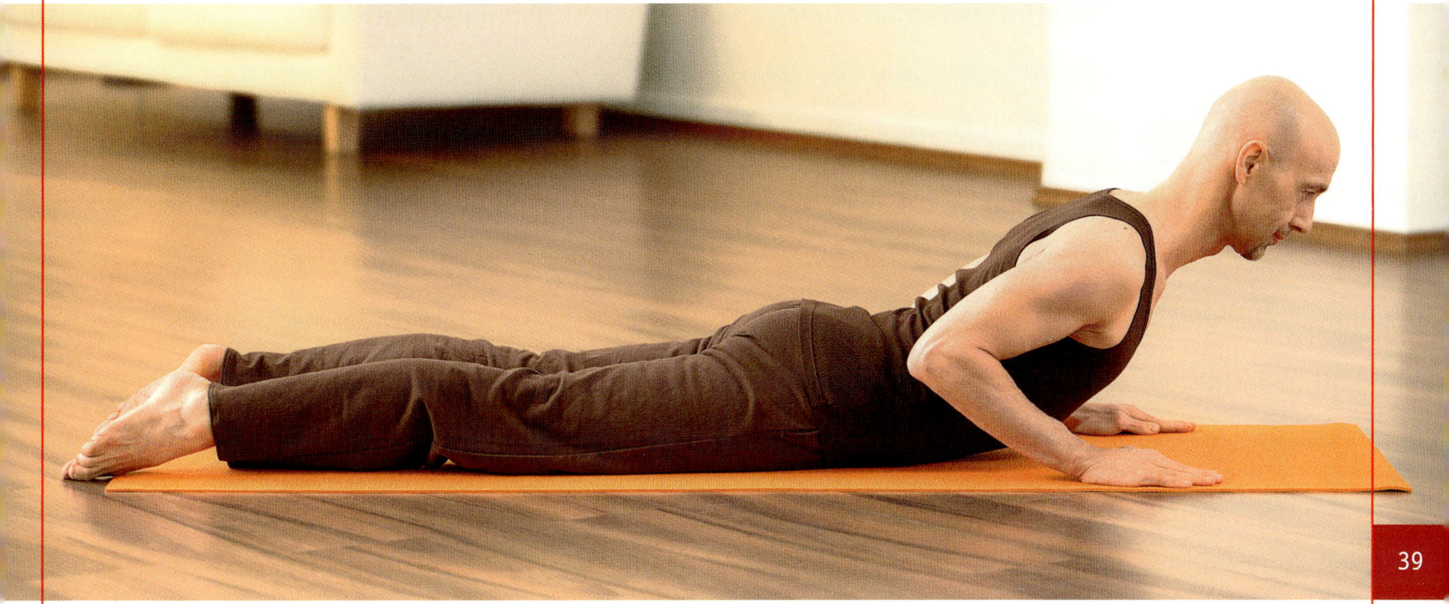

Half Roll Down

Das »halbe Abrollen« des Oberkörpers fördert die Wirbelsäule in ihrer Mobilität und kräftigt besonders die tiefen und geraden Bauchmuskeln.

AUSGANGSPOSITION

> Sie sitzen mit geradem Rücken und entspanntem Nacken auf dem Boden. Die Beine sind hüftbreit aufgestellt, die Füße flach. Strecken Sie die Arme mit weichen Ellbogen auf Brustbeinhöhe nach vorne, die Handflächen zeigen nach innen. In dieser Stellung spüren Sie Ihre Sitzbeinhöcker mit gleichmäßigem Druck am Boden.

Vorstellung: Beim Abrollen höhlen Sie Ihre Bauchdecke wie eine tiefe Obstschale aus.
Detail: Gerade in der Haltephase mit nach hinten gerolltem Oberkörper sollen Sie das Gefühl eines entspannten Nacken und eines langen Halses behalten. Spüren Sie, wie Sie hinter Ihren Sitzknochen sitzen. Die Ellbogen bleiben durchlässig, die Arme nicht anspannen. Achten Sie beim Nach-oben-Rollen darauf, dass der Rumpf parallel, also nicht schief oder einseitig, bewegt wird. Je präziser Sie diese Übung ausführen, desto besser schulen Sie Ihren Körper für weiterführende und schwierigere Übungen.

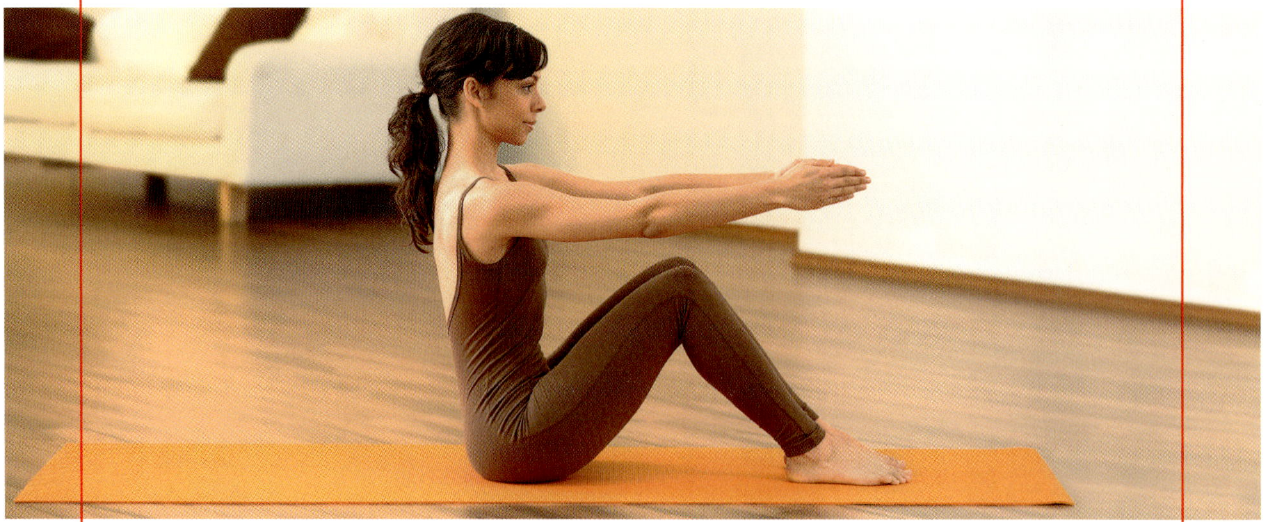

EINATMEN

> Verlängern Sie sanft Ihre Wirbelsäule bis über den Nacken hinaus, während sich die Schultern von den Ohren wegbewegen und die Schulterblätter in die Hosentaschen sinken. Das Kinn ist leicht eingezogen. Heben Sie dabei auch etwas das Brustbein, ohne die Wirbelsäule zu überstrecken oder die unteren Rippen hervorzudrücken.

AUSATMEN

> Aktivieren Sie Ihr Powerhouse, der Bauchnabel zieht nach innen. Rollen Sie zuerst das Becken über die Sitzbeinhöcker nach hinten, dann rundet sich die Lendenwirbel- und zuletzt die Brustwirbelsäule. Die gesamte Wirbelsäule bildet nun ein langes und harmonisch geformtes »C«. Die Schultern sind locker. Die Nackenregion ist vollkommen entspannt.

EINATMEN/AUSATMEN

> Beim Einatmen halten Sie diese Position, ohne dabei zu verkrampfen. Mit dem kommenden Ausatmen bewegen Sie sich in umgekehrter Reihenfolge zurück in die Ausgangsposition. Dabei behält der Rücken seinen C-Bogen. Erst beim Einatmen die Wirbelsäule wieder lang und gerade strecken und von vorne beginnen.
Üben Sie 8 bis 10 Wiederholungen.

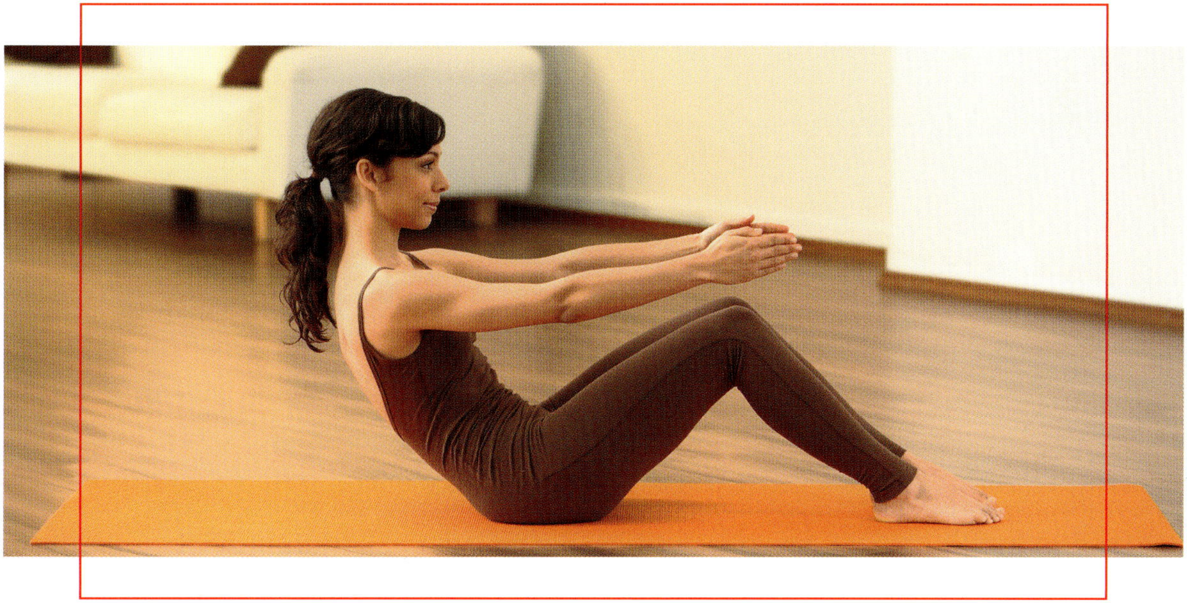

Diagonal Stretch

Die »diagonale Dehnung« kennen Sie sicher noch aus der klassischen Wirbelsäulengymnastik. Nun üben wir sie unter Berücksichtigung der Prinzipien von Joseph Pilates. Bei dieser Übung ist eine stabile Körpermitte besonders wichtig, da man sonst seine fein aufgebaute Basis und das Gleichgewicht verliert. Die stabilisierenden Muskeln der Wirbelsäule gewinnen an Qualität und die Muskeln von Schultern und Gesäß werden gekräftigt.

AUSGANGSPOSITION

> Gehen Sie in den klassischen Vierfüßlerstand. Becken und Wirbelsäule sind in Neutralstellung. Die Innenseiten der Ellbogen sind etwas zueinandergedreht, die Arme sanft und kaum sichtbar aus der vollkommenen Streckung herausgenommen.

EINATMEN

> Beim Einatmen verlängern Sie die Wirbelsäule in beide Richtungen und ziehen die Schultern weg von den Ohren.

AUSATMEN

> Mit aktivem Powerhouse und stabilem Kraftgürtel strecken Sie das rechte Bein nach hinten und den linken Arm gleichzeitig und kontrolliert nach vorne aus. Dabei halten Sie die Neutralstellung von Becken und Wirbelsäule und Rippen-Becken-Anbindung. Der gehobene Arm, der Rumpf und das gestreckte Bein bilden nun eine gerade Linie.

EINATMEN/AUSATMEN

> Beim Einatmen das rechte Knie in Richtung Bauch und den linken Ellbogen zum Brustkorb hin bewegen. Dabei die Wirbelsäule nicht runden! Beim Ausatmen Arm und Bein wieder strecken.

8- bis 10-mal wiederholen, dann die andere Seite.

Vorstellung: Auf dem Hinterkopf und auf dem Becken balancieren Sie ein volles Sektglas. Sie möchten nichts verschütten!
Detail: Obwohl sich Arm und Bein heben, bleibt der Rumpf unverändert und stabil in seiner Position. Halten Sie die Verbindung von unteren Rippen und Beckenknochen. Vergewissern Sie sich, dass der Bauchnabel aktiv zur Wirbelsäule gezogen ist, wenn Sie Arm und Bein strecken wollen. In der Streckphase arbeiten Sie bewusst mit dem Schambein in Richtung Bauchnabel, um das Becken in Neutralstellung zu halten.
Variation: Zum Bewusstmachen der Rumpfstabilität ist es einfacher, wenn Sie vorerst nur einen Arm oder nur ein Bein strecken und wieder heranziehen.

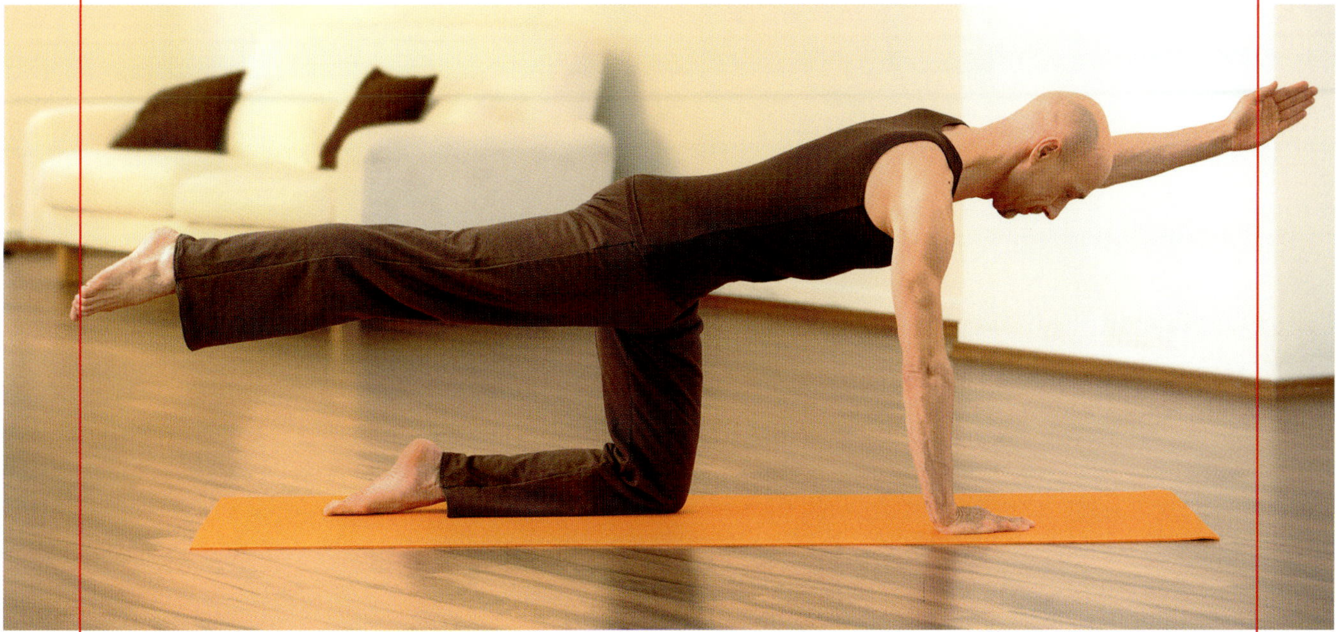

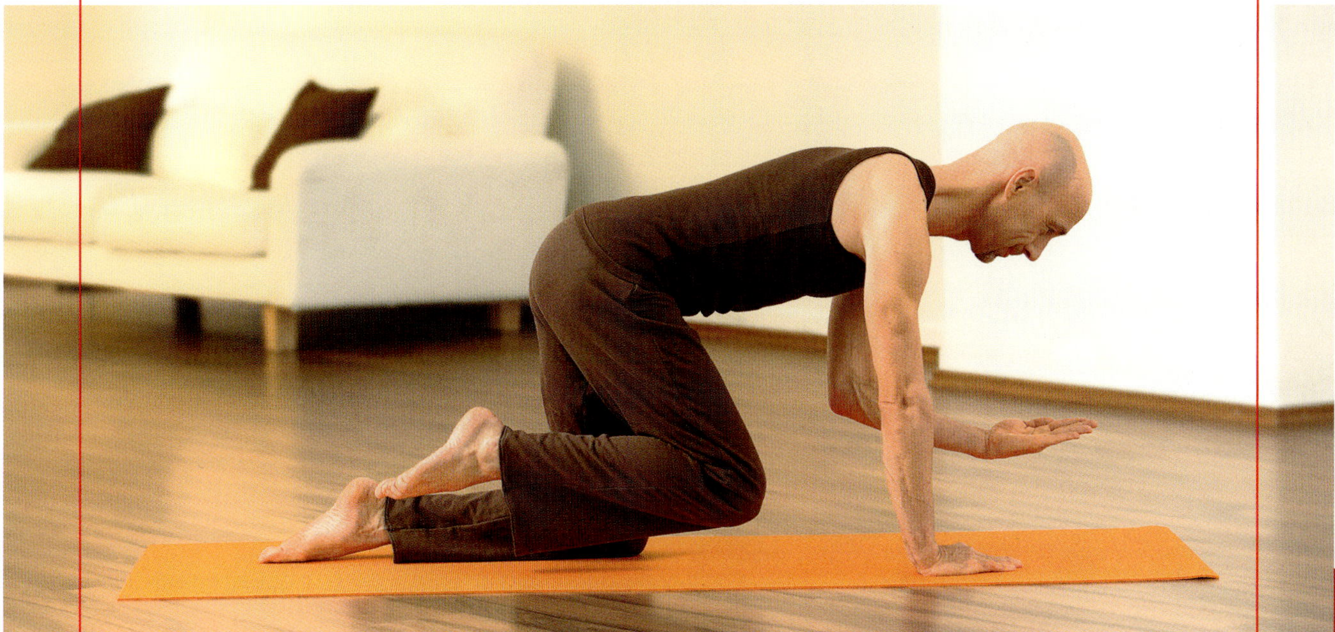

Spine Twist

Diese Übung ist so einfach wie wirksam. Die kombinierte Bewegung, nämlich die Streckung der Wirbelsäule und die Rotation des Rumpfes, kräftigt die wichtigen, tief liegenden Rückenmuskeln entlang der Wirbelsäule und die schräge Bauchmuskulatur.

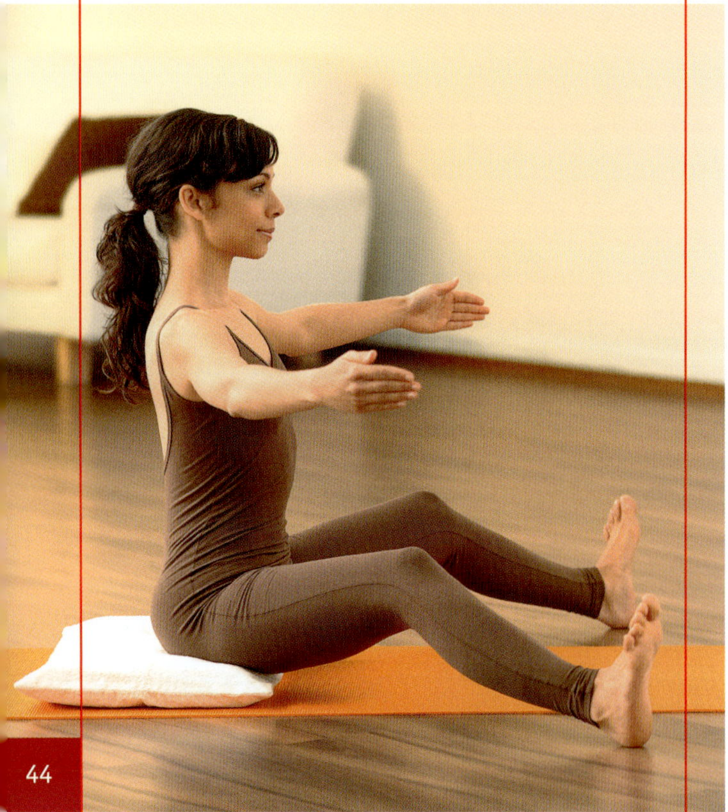

Vorstellung: Das Drehen des Rumpfes ist vergleichbar mit dem Auswringen eines nassen Handtuches. Legen Sie beide Arme auf eine imaginäre weiche Wolke.
Detail: Wachsen Sie bei jedem Einatmen mit der Kopfkrone nach oben in den Himmel, ohne dabei den Schulter-Nacken-Bereich anzuspannen. Halten Sie Schultern und Arme stets in einer Linie. Beine und Becken bleiben während der Rotation stabil.
Variation: Wenn Sie genügend Flexibilität in den Kniesehnen haben und Ihr Becken problemlos in Neutralstellung halten können, dann strecken Sie die Beine ganz nach vorne aus. Die Lendenwirbelsäule darf hierbei nicht nach hinten kippen.

AUSGANGSPOSITION

> Sitzen Sie aufrecht und mit schulterbreit geöffneten Beinen auf einer leichten Erhöhung, die Knie sind etwas angewinkelt, die Füße geflext. Verankern Sie Ihre Sitzknochen mit der Unterlage, Becken und Wirbelsäule sind in Neutralstellung. Öffnen Sie die Arme bis auf Schulterhöhe zur Seite. Die Ellbogen sind durchlässig, die Finger weich.

EINATMEN

> Verlängern Sie die Wirbelsäule bis über den Nacken, lassen Sie die Schulterblätter sinken.

AUSATMEN

> Aktivieren Sie Ihr Powerhouse und ziehen Sie beide Sitzbeinknochen aufeinander zu, senken Sie die Schulterblätter aktiv und lassen Sie die Schultern weit werden. Drehen Sie den Rumpf, in der Wurzel des Lendenbereiches beginnend nach rechts. Dieser Bewegung folgen fließend Brustkorb und Kopf. Halten Sie dabei das Becken stabil in neutraler Stellung. Spüren Sie die Aktivität aus Ihrer Körpermitte heraus.

EINATMEN/AUSATMEN

> Beim Einatmen in umgekehrter Reihenfolge zurück zur Ausgangsposition. Beim kommenden Ausatmen zur linken Seite drehen.

Wiederholen Sie diesen Ablauf etwa 6-mal.

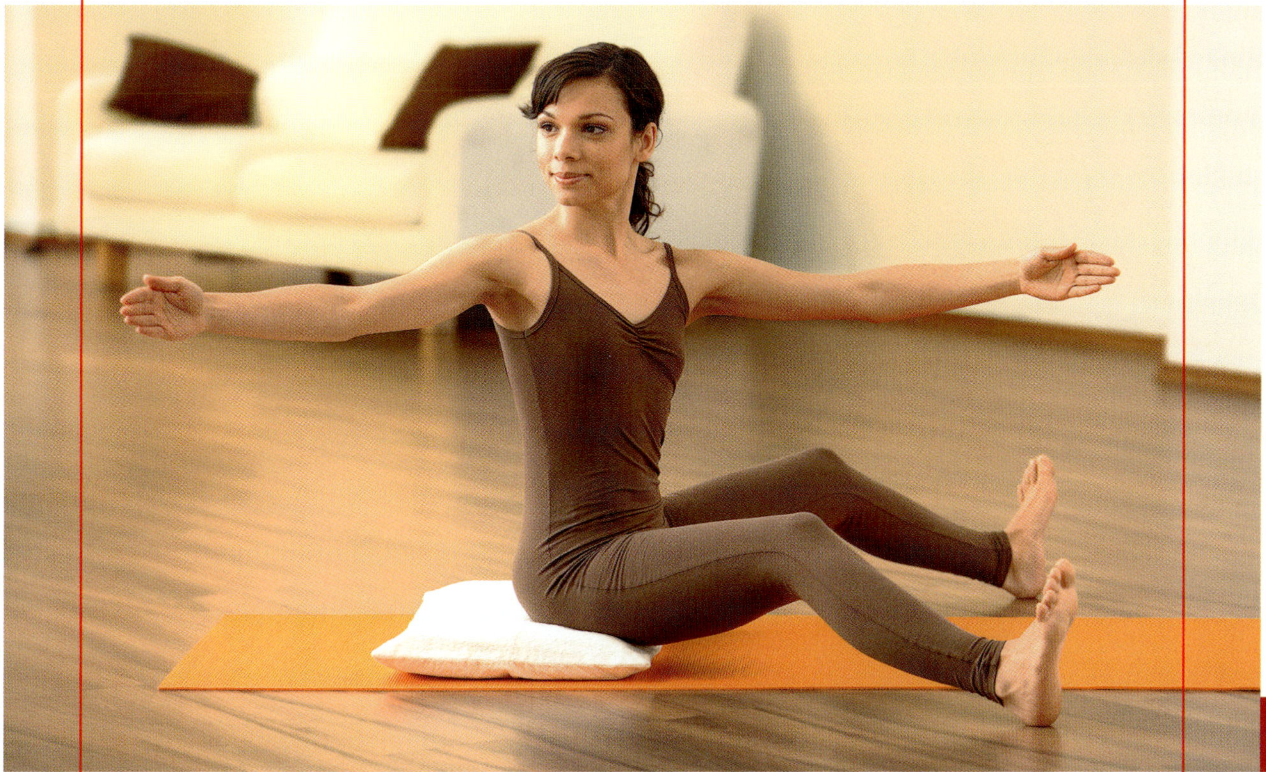

The Hundred

»Die Hundert« ist eine der ersten Übungen, die Joseph Pilates für sein Trainingsprogramm entwickelt hat. Sie verbessert die Kraftausdauer Ihrer Bauchmuskeln und bringt ein tiefes Verständnis für die Aktivität des Powerhouse. Gleichzeitig steht das Beibehalten der Oberkörperstabilität im Vordergrund. Der Körper wird bei dieser Übung mit viel frischem Sauerstoff versorgt, was am Anfang etwas ungewohnt sein kann. Ihr Organismus wird es Ihnen jedoch mit viel neuer Energie danken.

Vorstellung: Beim Heben der Arme schöpfen Sie Wasser, beim Pumpen nach unten patschen Sie auf die Wasseroberfläche.
Detail: Halten Sie den unteren Rücken während der gesamten Übung am Boden, nicht ablösen! Das Nach-unten-Bewegen der Arme ist eine Art doppelte Pumpbewegung. Schulter-Nacken-Bereich dabei locker halten.
Variation: Die Beine sind statt in der Stufenstellung nach oben zur Decke lang ausgestreckt.

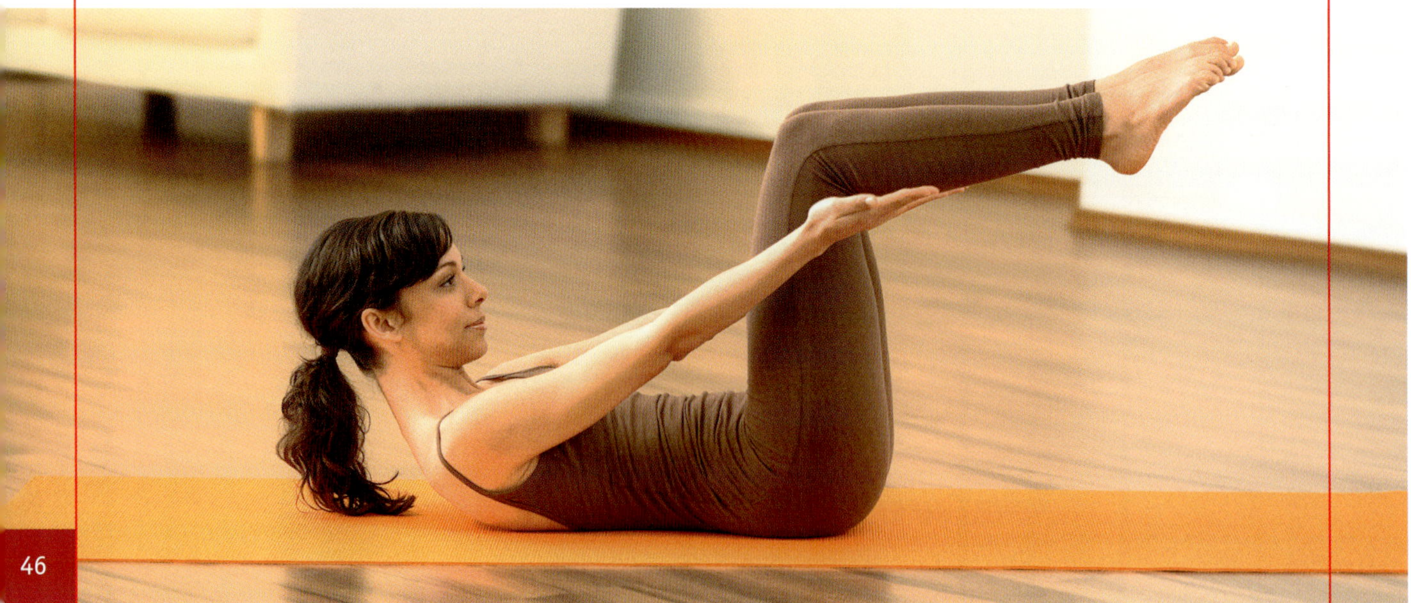

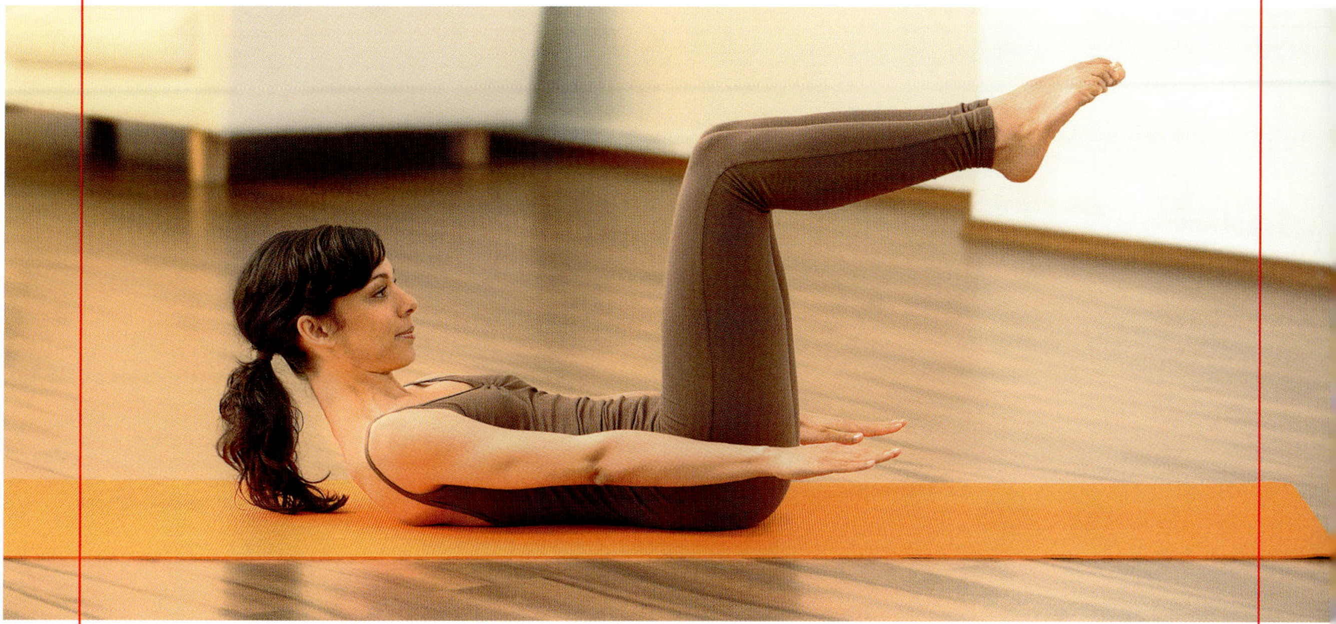

AUSGANGSPOSITION

> Sie sind in Rückenlage, Beine hüftbreit auseinander in Stufenposition, die Lendenwirbelsäule drückt sanft in die Unterlage. Kopf und Schultern sind angehoben, der Blick ist zu den Knien gerichtet. Schultern und Nacken bleiben entspannt, der Hals ist lang. Die Arme befinden sich nahe des Rumpfes und sind parallel zum Boden angehoben.

EINATMEN

> Drehen Sie die Handflächen nach oben und heben Sie die Arme bis fast zu den Knien an, so als wollten Sie Wasser schöpfen. Die Finger sind lang und der Bauch wölbt sich etwas hervor.

AUSATMEN

> Drehen Sie die Handflächen nach unten und bewegen Sie die Arme rhythmisch, wie ein doppeltes Stakkato, in zwei Stufen wieder nach unten. Dabei den Bauchnabel ebenfalls in zwei Stufen zur Wirbelsäule hin einziehen. Schulterblätter nach unten.

EINATMEN/AUSATMEN

> Beim Einatmen die Hände so drehen, als wollten Sie Wasser schöpfen. Beim Ausatmen mit den Armen rhythmisch 2-mal nach unten pumpen.
Wiederholen Sie diesen Bewegungsablauf über 6 bis 8 Atemzüge.

Swimming

Das »Schwimmen« ist ebenfalls eine Übung aus dem klassischen Pilates-Programm. Es kräftigt die gesamte Rückenmuskulatur, die Schultern, das Gesäß und die Rückseite der Beine. Gut für Menschen, die beruflich viel sitzen müssen.

AUSGANGSPOSITION

> Sie sind in Bauchlage, strecken die Arme etwas mehr als schulterbreit nach vorne aus, die Handflächen zeigen zueinander. Beine nach hinten lang; Neutralposition von Becken und Wirbelsäule einrichten. Blick geht zum Boden.

Vorstellung: Sie liegen auf einer Luftmatratze und lassen sich auf einem ruhigen See treiben.

Detail: Halten Sie Ihr Powerhouse während der gesamten Übung aktiv, der Bauchnabel bleibt eingezogen, die Atmung findet in den Brustkorbflanken statt. Durch das Halten der inneren Kraft bleibt Ihr Oberkörper stabil und wackelt nicht hin oder her. Die Kniegelenke sind fest und fühlen sich an wie eingegipst, die Arme sind gestreckt, die Ellbogen aber durchlässig. Ziehen Sie die Schulterblätter aktiv in die Hosentaschen, wobei Sie das Gefühl eines langen Halses bekommen sollten.

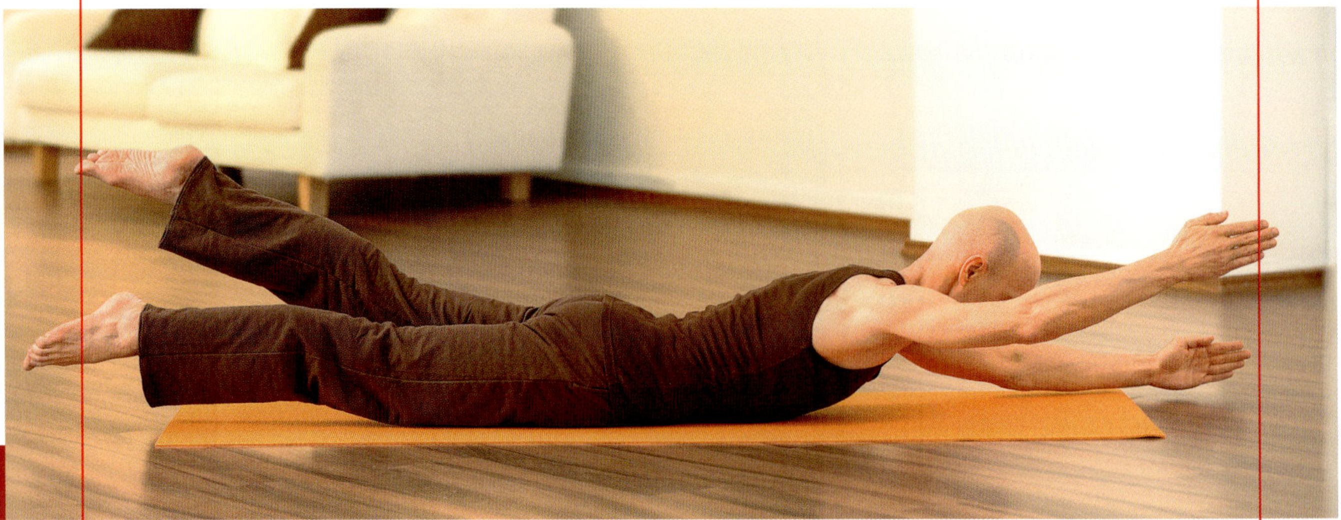

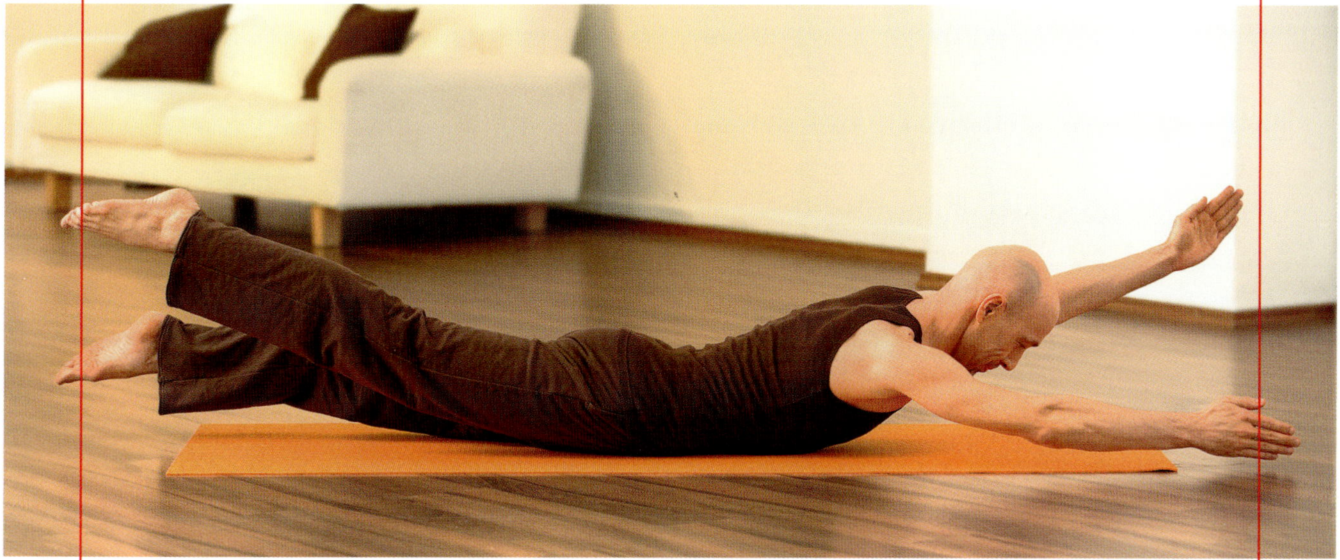

EINATMEN

> Arme und Beine anheben, Schulterblätter in die Hosentaschen, Nacken verlängern. Schieben Sie die Krone des Kopfes nach vorne.

AUSATMEN

> Powerhouse aktivieren. Heben Sie gegengleich den rechten Arm im Schultergelenk und das linke Bein in der Hüfte.

EINATMEN/AUSATMEN

> Beim Einatmen jeweils die Gegenseiten anheben. Beim weiteren Atmen die Bewegung rhythmisch fließen lassen. Mit jedem Paddelschlag verlängern sich die Beine und die Wirbelsäule. Die untere Bauchdecke bleibt vom Boden angehoben und bildet eine Höhle.

Im weiteren Verlauf Ihrer Atmung sollen Sie einen harmonisch abgestimmten Bewegungsfluss finden, bei dem Sie einen gewählten Rhythmus beibehalten können. Am besten machen Sie die Bewegungen zu Beginn etwas kleiner und langsamer. Mit einiger Übung können Sie das Tempo der Bewegung individuell erhöhen, während die Atmung in gleicher Geschwindigkeit bleibt.

Führen Sie die Übung 10 Atemzüge lang durch.

Knee Push & Pull

Optisch betrachtet ist diese Übung eher unspektakulär. Sie fordert jedoch Ihr Powerhouse enorm heraus und verlangt ein gutes Verständnis bezüglich der Becken- und Rumpfstabilisation. Die tiefe Bauchmuskulatur wird trainiert, ebenso die Muskulatur auf der Vorderseite des Beckens. Eine weitere Schwierigkeit besteht darin, nahe beieinander liegende Muskeln unterschiedlich zu aktivieren.

AUSGANGSPOSITION

> Sie sind in Rückenlage, Beine hüftbreit in Stufenstellung. Der untere Rücken hat Kontakt zum Boden. Hände am Hinterkopf, Ellbogen geöffnet. Heben Sie Kopf und Schultern so, dass die unteren Schulterblattspitzen Kontakt zur Unterlage behalten. Schultergürtel ist weit, Schulterblätter in die Hosentaschen ziehen.

EINATMEN

> Halten Sie die Ausgangsposition und verlängern Sie die Wirbelsäule über Ihren Nacken hinaus.

AUSATMEN

> Bauchnabel aktiv nach innen ziehen. Die Beine senken sich in einem kleinen Bogen nach unten. Der Winkel im Kniegelenk muss dabei wie eingefroren bleiben, weil die Bewegung ausschließlich aus den Hüftgelenken heraus geschehen soll. Die Füße nähern sich dem Boden, nicht absetzen. Der untere Rücken hat festen Kontakt zum Boden.

Vorstellung: Ein Schiffsanker fixiert wie am tiefen Meeresgrund den unteren Rücken auf der Unterlage.
Detail: Senken Sie die Beine nur soweit ab, wie Sie das Becken mit aktivem Powerhouse halten können und die Lendenwirbelsäule Kontakt zum Boden behält. Die Kniegelenke bleiben im rechten Winkel, nur die Hüftgelenke arbeiten.
Vorsicht: Wenn sich die Lendenwirbelsäule vom Boden löst, belastet die Übung Ihren Rücken. Achten Sie darauf, dass Sie den Bauchnabel fest nach innen ziehen.
Variation: Haben Sie eine gut trainierte tiefe Bauchmuskulatur und sind Ihre Kniesehnen genügend gedehnt? Dann führen Sie die Übung insgesamt mit gestreckten Beinen aus.

EINATMEN/AUSATMEN

> Beim Einatmen halten Sie die gesenkte Beinstellung. Beim Ausatmen gehen Sie zurück in die Ausgangsposition.

Wiederholen Sie diesen Bewegungsablauf 8- bis 10-mal.

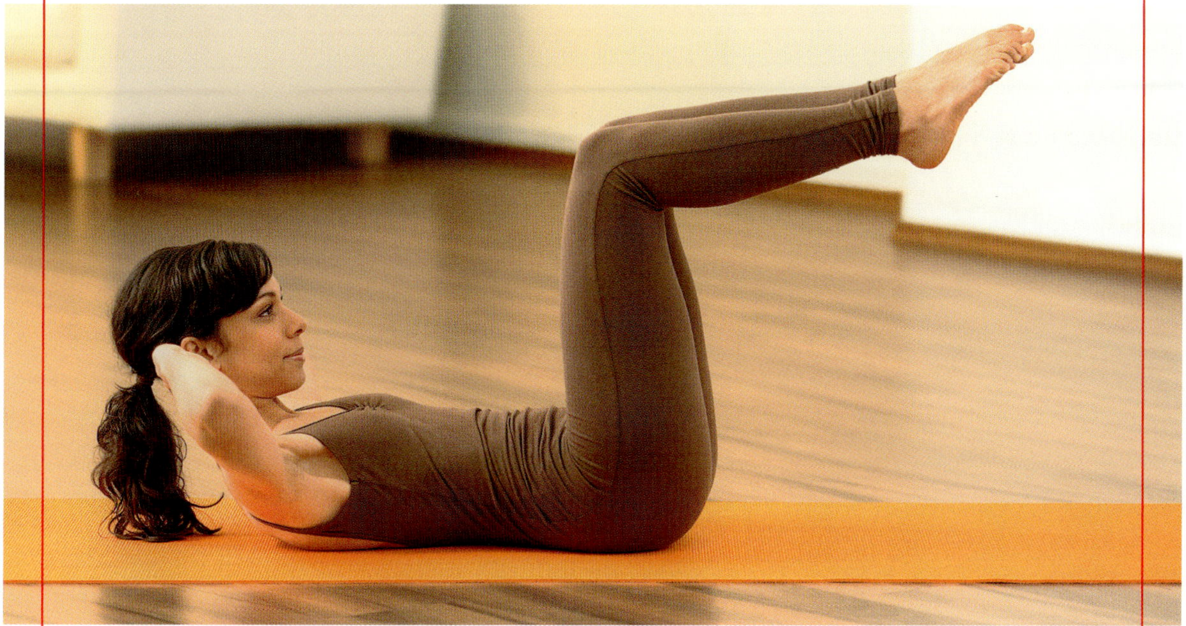

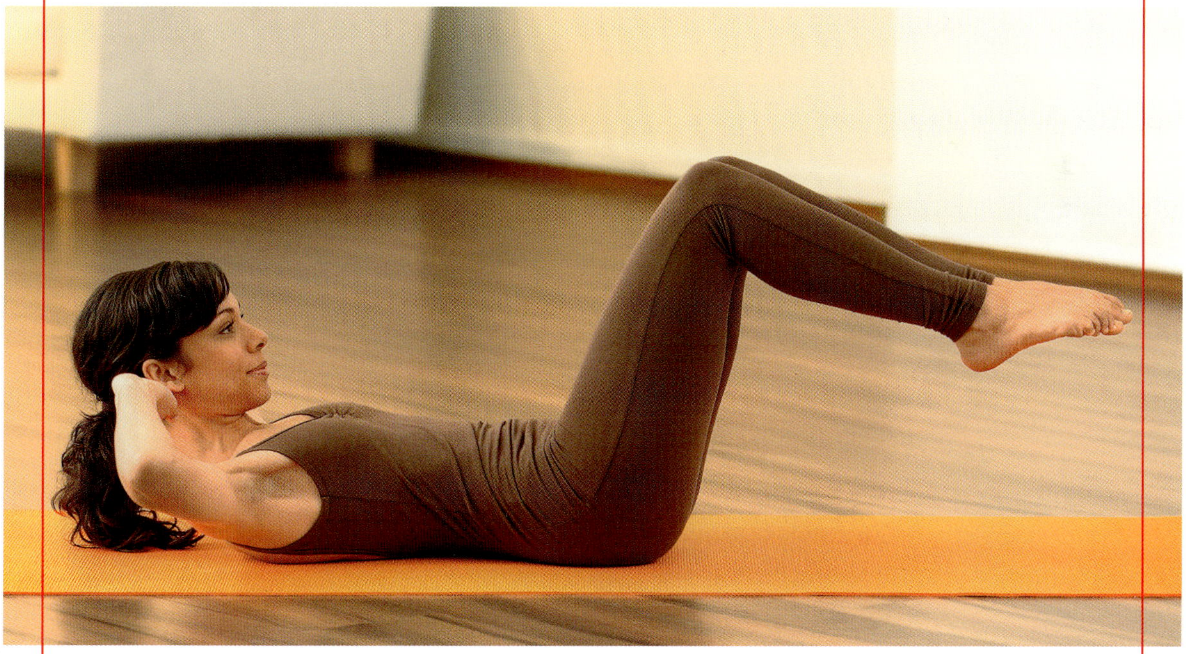

Single Leg Stretch

Die »einbeinige Dehnung« ist eine anspruchsvolle Übung für Geübte. Sie beansprucht die tiefe Bauchmuskulatur intensiv und verbessert Koordination und Körperbeherrschung. Die Hüftmuskulatur erfährt eine sanfte Dehnung. Die Schwierigkeit liegt darin, die Beine rhythmisch im Atemfluss zu bewegen und gleichzeitig den gesamten Rumpf mit dem Becken zu stabilisieren. Der Handwechsel von einem Knie zum anderen ist eine zusätzliche koordinative Herausforderung.

Vorstellung: Ihr unterer Rücken ist mit einem Anker fest mit dem Untergrund verbunden.
Detail: Beim Strecken des Beines haftet der untere Rücken weiterhin am Boden. Je tiefer Sie das gestreckte Bein zum Boden hin senken, desto mehr stabilisierende Kraft benötigen Sie in Ihrer Körpermitte, damit Sie nicht in ein Hohlkreuz fallen. Die Beine bewegen sich rhythmisch, Becken und Rumpf sind fixiert. Kiefer, Hals und Nacken bleiben entspannt.

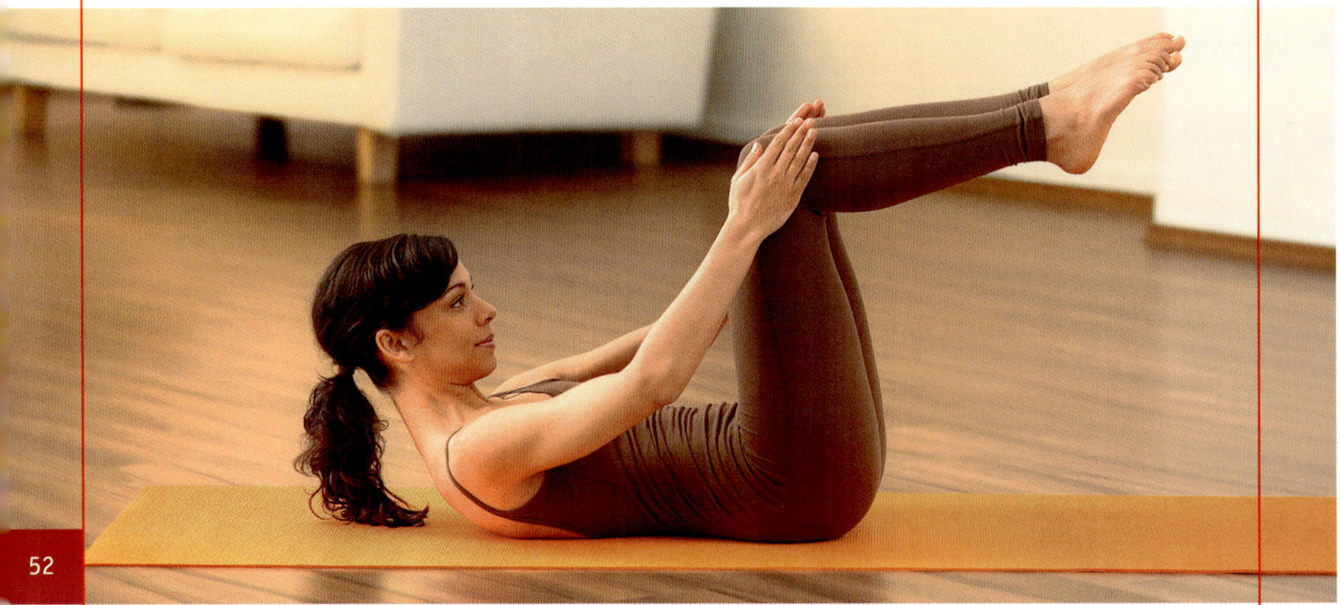

AUSGANGSPOSITION

> Beginnen Sie in Rückenlage. Heben Sie Kopf, Schultern und Schulterblätter vom Boden ab und nehmen Sie beide Beine in die Stufenposition. Die Lendenwirbelsäule hat sanften Kontakt zum Boden. Die Hände sind an den Außenseiten der Knie, Schultern und Nacken sind entspannt.

EINATMEN

> Schultern von den Ohren entfernen, Schulterblätter tief. Beide Hände sanft an die Außenseiten des linken Knies anlegen, ohne daran zu ziehen.

AUSATMEN

> Ziehen Sie beim Ausatmen den Bauchnabel nach innen und strecken Sie das rechte Bein lang aus. Die Länge des Beines beginnt gedanklich bereits im Körperzentrum. Lassen Sie das Bein knapp über dem Boden schweben. Das linke Knie bleibt in der Ausgangsstellung.

EINATMEN/AUSATMEN

> Beim Einatmen in die Ausgangsposition zurück. Beim Ausatmen strecken Sie das linke Bein.

Jedes Bein im Wechsel 5-mal strecken.

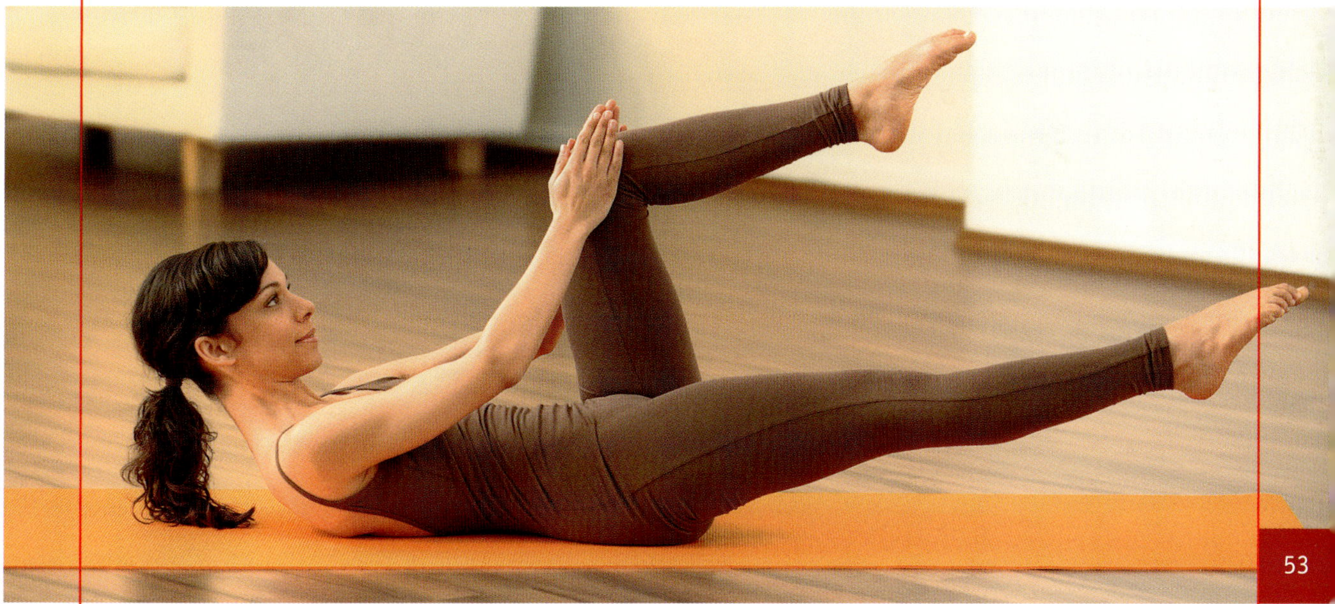

Side Kick

Bei dieser Übung sind Sie zum ersten Mal aufgefordert, Ihren Rumpf mit den tiefen Muskeln in Seitenlage zu stabilisieren, während sich ein Bein im großen Bogen kontrolliert vor- und zurückbewegt. Die hier vorgestellte Übung aus der Side-Kick-Serie dehnt und kräftigt die Hüftmuskulatur. Bei korrekter Ausführung spüren Sie sehr schnell, wie auch der kleine und mittlere Gesäßmuskel beansprucht werden und wie wichtig das Powerhouse ist, damit die rückengerechte Ausrichtung des Körpers und die neutrale Position von Becken und Wirbelsäule erhalten bleiben. Üben Sie langsam und konzentriert!

Vorstellung: Das Trainingsbein »wischt« über eine horizontale Tischplatte vor und zurück. Die Höhe der Tischplatte verändert sich nicht.
Detail: Zur leichteren Wirbelsäulenausrichtung können Sie ein gerolltes Handtuch unter die Taille legen. Während sich das Bein bewegt, bleiben Becken und Rumpf unbewegt und stabil. Arbeiten Sie deutlich mit dem Powerhouse! Kein Hohlkreuz beim Nach-hinten-Führen des Beines. Beide Schultern stehen senkrecht übereinander.
Variation: Das untere Bein statt angewinkelt in Verlängerung des Oberkörpers ausstrecken. Das bedeutet eine höhere Anforderung an Ihre Stabilität.

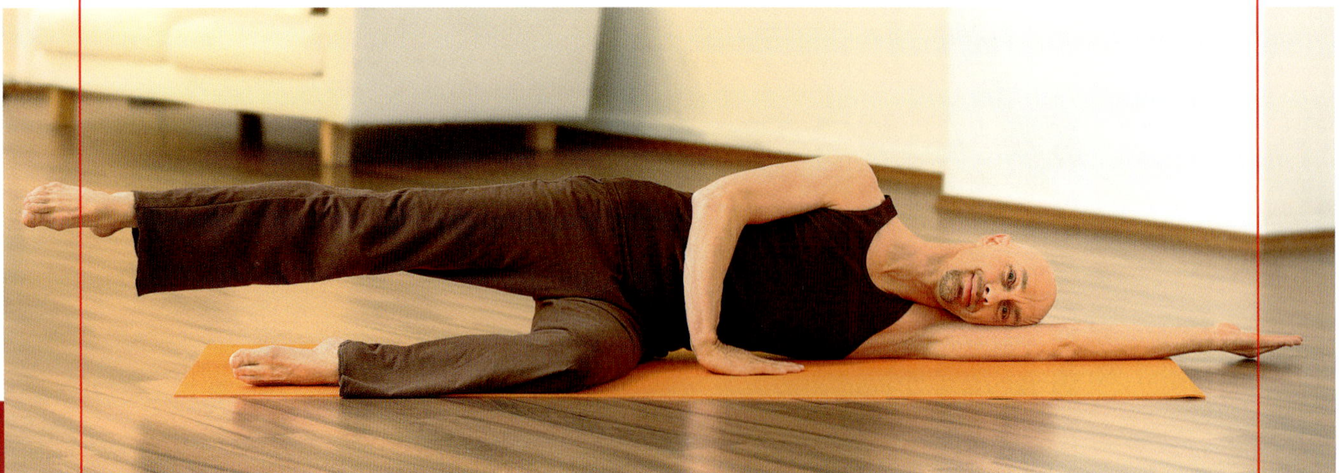

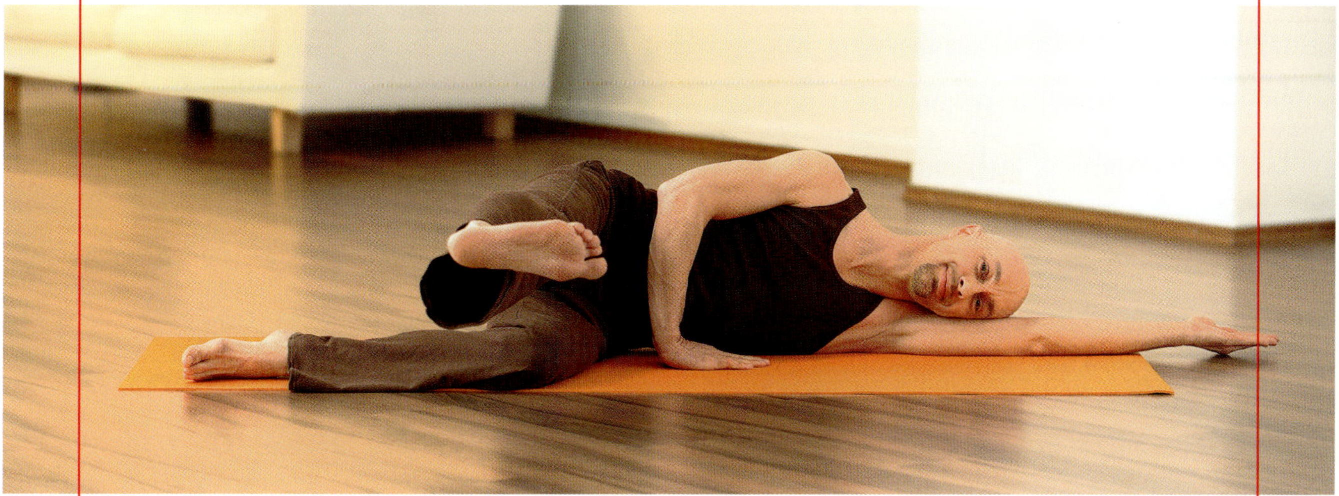

AUSGANGSPOSITION

> Allein die hier beschriebene Ausgangsposition einige Atemzüge zu halten, wäre bereits eine Übung für sich. Sie werden es merken.

> Sie liegen auf der linken Körperseite. Strecken Sie den linken Arm lang aus und legen Sie den Kopf darauf (eine Decke dazwischen kann angenehm sein). Die Handfläche zeigt nach oben. Zur besseren Stabilität ist das linke Bein in Stufenposition abgelegt. Der rechte Arm ist vor dem Rumpf aufgestützt. Das rechte Bein ist auf Hüfthöhe angehoben und in Verlängerung des Körpers aktiv und lang weggestreckt. Becken und Wirbelsäule befinden sich in Neutralstellung. Die linke Taille ist vom Boden gelöst, das Beckendreieck senkrecht ausgerichtet. Schieben Sie beide Schulterblätter in die Hosentaschen. Diese Ausrichtung halten.

EINATMEN

> Rechter Fuß flex und dieses Bein nach vorne führen. Becken und Wirbelsäule nicht bewegen, beides bleibt in Neutralstellung. Achten Sie bewusst auf Ihren individuell möglichen Bewegungsradius.

AUSATMEN

> Bauchnabel nach innen ziehen, Fuß point und das Bein in die Ausgangsstellung und noch etwa fünf Zentimeter weiter zurück. Eine leichte Dehnung in der Hüfte wird spürbar.

EINATMEN/AUSATMEN

> Beim Einatmen das Bein nach vorne führen, beim Ausatmen nach hinten.

Diese Bewegung 8- bis 10-mal durchführen, dann die Seite wechseln.

Knee Lift

Das »Knie heben« ist eine tolle Übung zur Kräftigung und Stabilisierung der gesamten Rumpfmuskulatur. Wir spüren, was es bedeutet, während einer Bewegung die Wirbelsäule und das Becken in der Neutralstellung zu halten. Dies ist eine große Herausforderung, da die Lendenwirbelsäule – also der untere Rücken – hierbei gerne ihre Position verliert. Die Arm- und Schultergürtelmuskulatur erfahren eine intensive Kräftigung, die Handgelenke eine angenehme Dehnung zur Verbesserung der Beweglichkeit.

Vorstellung: Balancieren Sie gedanklich je ein Tablett mit Gläsern auf dem Kreuzbein und auf dem Hinterkopf. Nur nichts verschütten!
Detail: Die Ellbogen sind etwa 1 Zentimeter gebeugt, also nicht komplett durchge- bzw. überstreckt. Spüren Sie bewusst die unterschiedlichen Qualitäten der Körperspannung beim Heben und Senken der Knie.
Variation: Fortgeschrittene wählen die Stellung mit angehobenen Knien und bleiben dort. Ausatmend ein Bein strecken, einatmend anziehen.

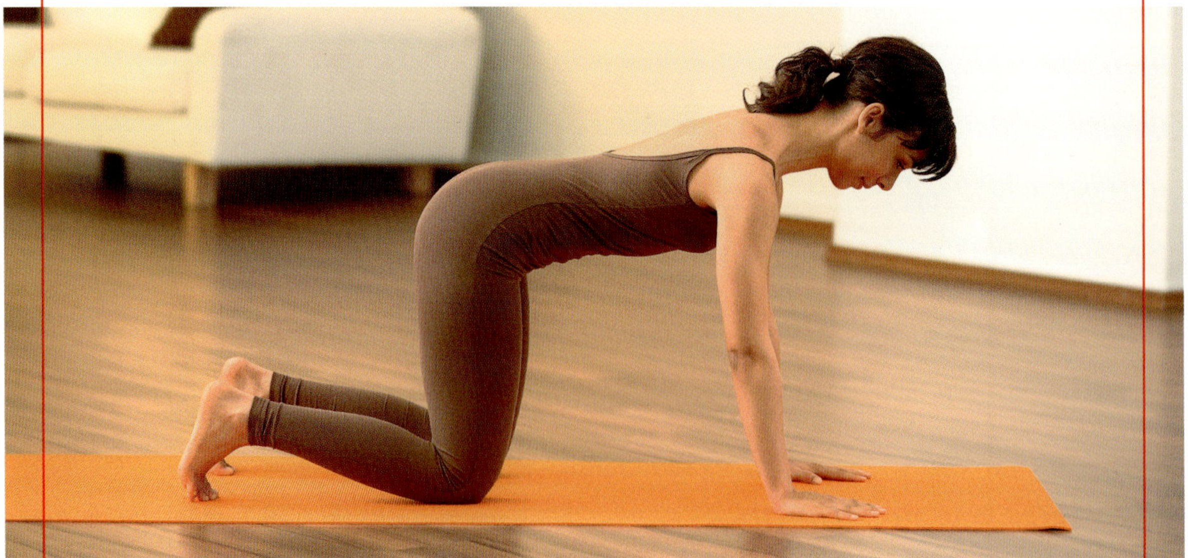

AUSGANGSPOSITION

> Sie sind im klassischen Vierfüßlerstand. Becken und Wirbelsäule sind in Neutralstellung stabilisiert.

EINATMEN

> Schultern von den Ohren weg bewegen, Schulterblätter in die Hosentaschen gleiten lassen. Wirbelsäule gedanklich über den Hinterkopf und am anderen Ende über das Steißbein verlängern.

AUSATMEN

> Bauchnabel zur Wirbelsäule ziehen, Beckenbodenmuskeln sanft aktivieren. Während der Rumpf und das Becken in Neutralposition gehalten werden, drücken die Handballen gegen den Boden und die Knie heben sich gleichmäßig einige Zentimeter von der Matte - dabei den Rumpf nicht nach vorne verschieben.

EINATMEN/AUSATMEN

> Halten Sie beim Einatmen diese Position gleichsam »schwebend«. Beim Ausatmen senken Sie die Knie im Zeitlupentempo bis zum Boden ab. Unten angekommen atmen Sie wieder ein. Mit dem Ausatmen die Knie wieder heben.

Die Bewegung 10-mal wiederholen.

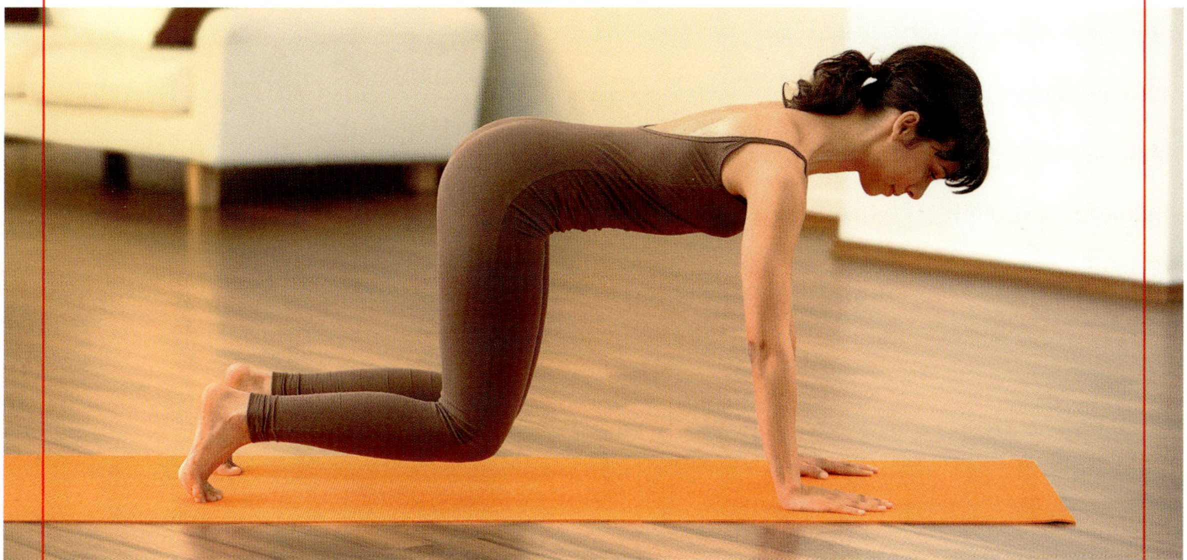

Swan Dive

Der »Schwan« ist eine Art einfacher Liegestütz. Wir kräftigen mit dieser Übung intensiv die Armstreck-, Schulter- und Rückenmuskeln und verbessern die Haltekraft in unserer Körpermitte. Die Wirbelsäule wird im Brustbereich gestreckt, was den Brustkorb auf der Vorderseite angenehm weitet und dehnt; der Lendenbereich wird mit der Kraft des Powerhouse stabilisiert. Eine gute Übung für alle, die viel sitzen müssen.

Vorstellung: Spüren Sie Ihre Arme wie zwei kraftvolle Hebebühnen, die Ihren Rumpf nach oben bewegen.
Detail: Beim Heben und Senken des Rumpfes bleiben die Ellbogen nahe am Rumpf.
Vorsicht: Lassen Sie das Gesäß nicht durchhängen! Es ist wichtig, dass beim Aufsteigen des Oberkörpers die Lendenwirbelsäule und das Becken mithilfe des Powerhouse stabilisiert werden.

AUSGANGSPOSITION

> Sie befinden sich in Bauchlage, Rumpf und Becken sind in Neutralstellung. Legen Sie die Hände flach unter die Schultern neben den Brustkorb, die Ellbogen zeigen nach oben zur Decke. Der Kopf und das Brustbein sind leicht angehoben, das Gesicht parallel zum Boden, der Nacken lang. Die Beine sind hüftbreit geöffnet und bis zu den Zehenspitzen gestreckt.

EINATMEN

> Machen Sie sich lang und ziehen Sie die Schultern von den Ohren weg. Die Schulterblätter bewegen sich leicht zueinander und gleiten den Rücken hinab. Am Ende des Einatmens ziehen Sie die Ellbogen in Richtung Fersen.

AUSATMEN

> Der Bauchnabel geht nach innen, das Powerhouse ist aktiv. Drücken Sie die Handballen in den Boden, schieben Sie das Brustbein nach vorne und steigen Sie mithilfe der Rückenmuskeln zuerst ein wenig mit dem Oberkörper und dann mit dem restlichen Rumpf langsam heraus, bis die Arme gestreckt sind. Das Becken bleibt mithilfe eines festen Kraftgürtels stabil und hebt sich mit ab, die Bauchdecke bleibt innen.

EINATMEN/AUSATMEN

> Während des Einatmens stabil bleiben und den Rumpf oben halten. Beim Ausatmen langsam in die Ausgangsposition zurück.

6- bis 8-mal wiederholen.

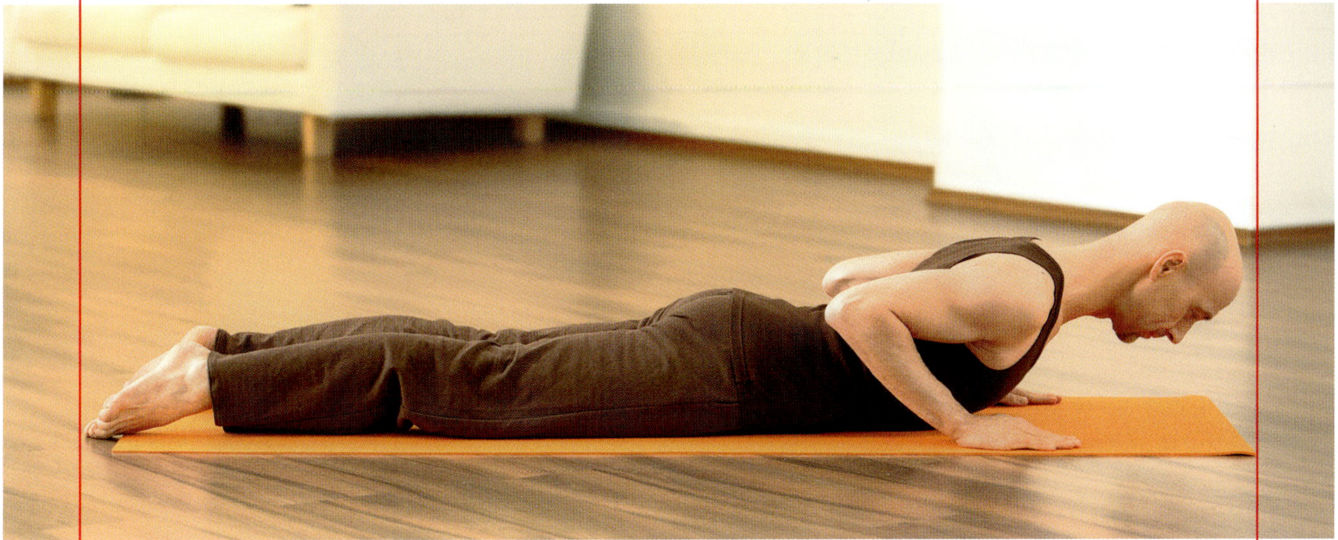

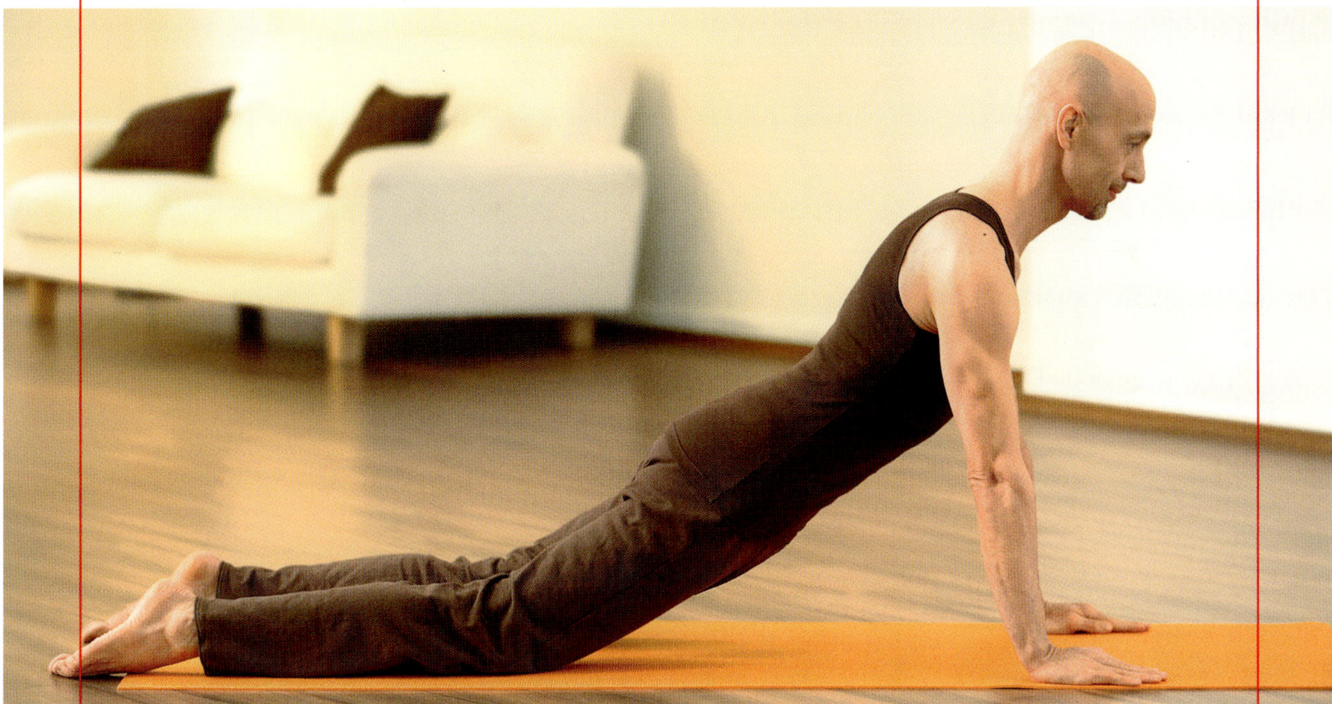

Leg Circles

Die »Beinkreise« verbessern die allgemeine Fähigkeit den Körper zu zentrieren. Sie mobilisieren die Hüftgelenke und kräftigen die Muskeln in diesem Bereich. Zusätzlich wird die Rückseite des Spielbeines gedehnt. Die Übung sieht zwar einfach aus, doch das täuscht. Korrekt durchgeführt zeigt sie ihre Schwierigkeit, den gesamten Rumpf bei kreisender Bewegung eines Beines stabil und ohne Bewegung zu halten. Die Übung Knee Circles auf Seite 34 sollten Sie dafür bereits beherrschen.

AUSGANGSPOSITION

> Rückenlage in neutraler Position. Arme locker neben dem Körper, Handflächen nach unten. Rechtes Bein senkrecht nach oben zur Decke strecken, Fuß point. Die Kniescheibe ist gerade zu Ihnen gerichtet. Den Schulter-Nacken-Bereich entspannt am Boden liegen lassen.

EINATMEN

> Das gehobene Bein strebt nach oben, das abgelegte wird lang ausgestreckt.

AUSATMEN

> Führen Sie das Spielbein kreisförmig nach außen und dann von Ihnen weg (es senkt sich in Richtung Boden). Dabei die Neutralstellung beibehalten, Powerhouse aktiv und die Schultern auf der Unterlage haften lassen.

Vorstellung: Ihr großer Zeh ist ein Pinsel. Malen Sie mit ihm präzise und runde Kreise auf ein Papier hoch über Ihnen an der Decke.
Detail: Beginnen Sie mit sehr kleinen Kreisen und beobachten Sie die Stabilität im restlichen Körper, insbesondere im Becken der Gegenseite. Schritt für Schritt vergrößern Sie die Kreise. Beide Gesäßhälften haben permanent gleichmäßigen Kontakt mit der Unterlage.
Vorsicht: Wenn die Hüften knacken, bitte kleinere Kreise zeichnen. Wenn Sie das Spielbein nicht ganz strecken können, beugen Sie leicht das Knie.

EINATMEN/AUSATMEN

> Beim Einatmen den Kreis weiterzeichnen, bis das Bein wieder senkrecht über Ihnen steht. Beim Ausatmen den Kreis erneut beginnen. Es entsteht eine fließende kreisende Bewegung im Rhythmus Ihrer Atmung.

Malen Sie 8 bis 10 saubere und runde Kreise in den Himmel. Nach einer kurzen Pause die Seite wechseln.

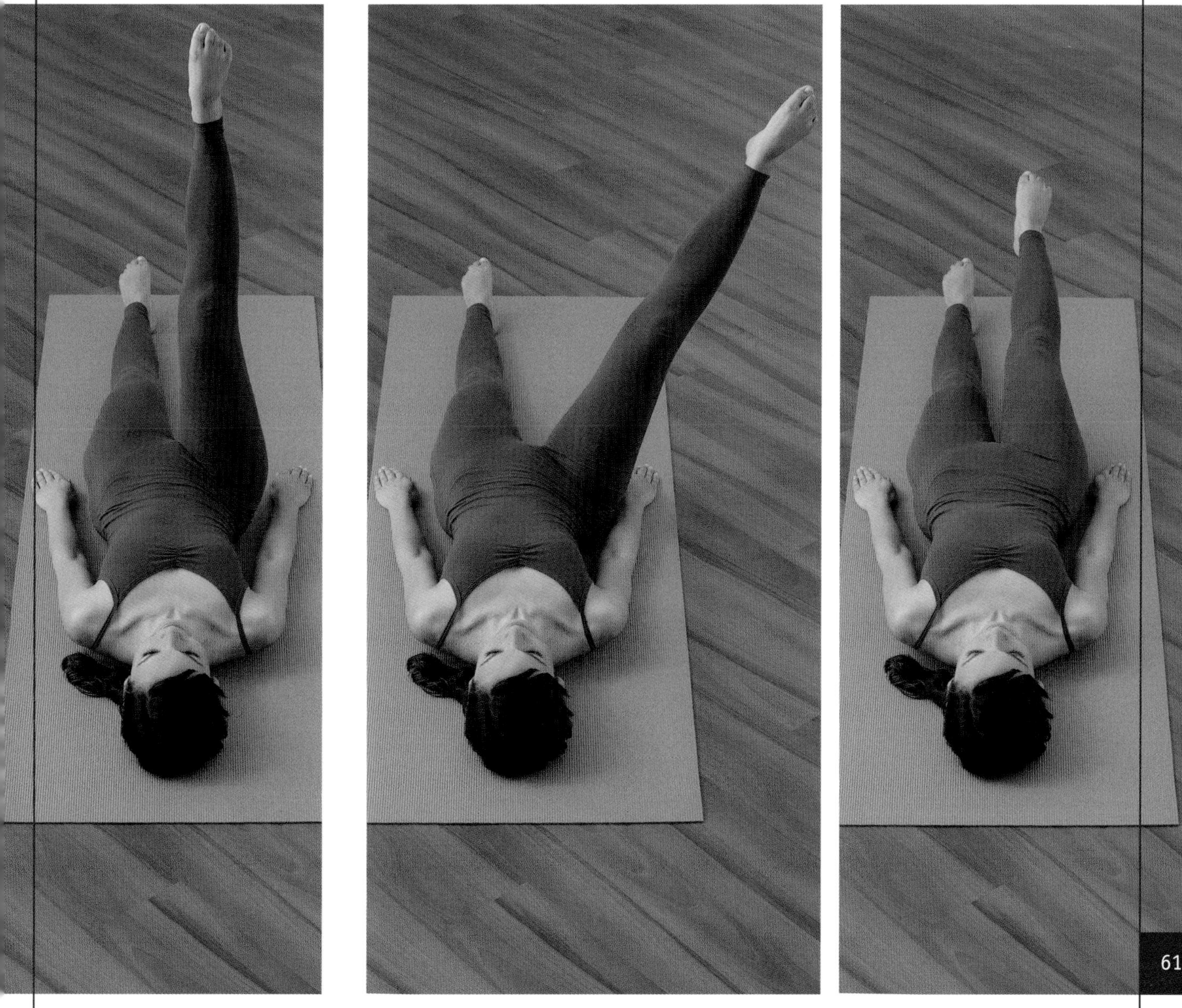

Roll Up

Das »Aufrollen« trainiert die tiefe und insbesondere die gerade Bauchmuskulatur. Das segmentale Bewegen der Wirbelsäule, also Wirbel für Wirbel auf- bzw. abrollen, sollte Ihnen mit den bisherigen Bauchübungen bereits in Fleisch und Blut übergegangen sein.

AUSGANGSPOSITION

> Rückenlage mit neutraler Stellung von Becken und Wirbelsäule. Der Nacken ist lang. Arme neben dem Oberkörper ablegen. Die Beine sind hüftbreit geöffnet, die Füße geflext.

Vorstellung: Lösen Sie Ihren Rücken vom Boden, so als ob Sie ganz langsam eine Banane schälten. Ihre Beine sind schwer wie Blei.
Detail: Üben Sie in jedem Abschnitt ruckfrei und ohne Schwung. Der Schulter-Nacken-Bereich sollte so weit wie möglich locker bleiben. Ein aktives Powerhouse ist besonders wichtig und hilfreich.
Variation: Fortgeschrittene legen jeweils bei der Hälfte der Auf- bzw. Abrollbewegung einen Bewegungsstopp ein. Hier einatmen und die Bewegung mit dem folgenden Ausatmen kontrolliert weiterführen.

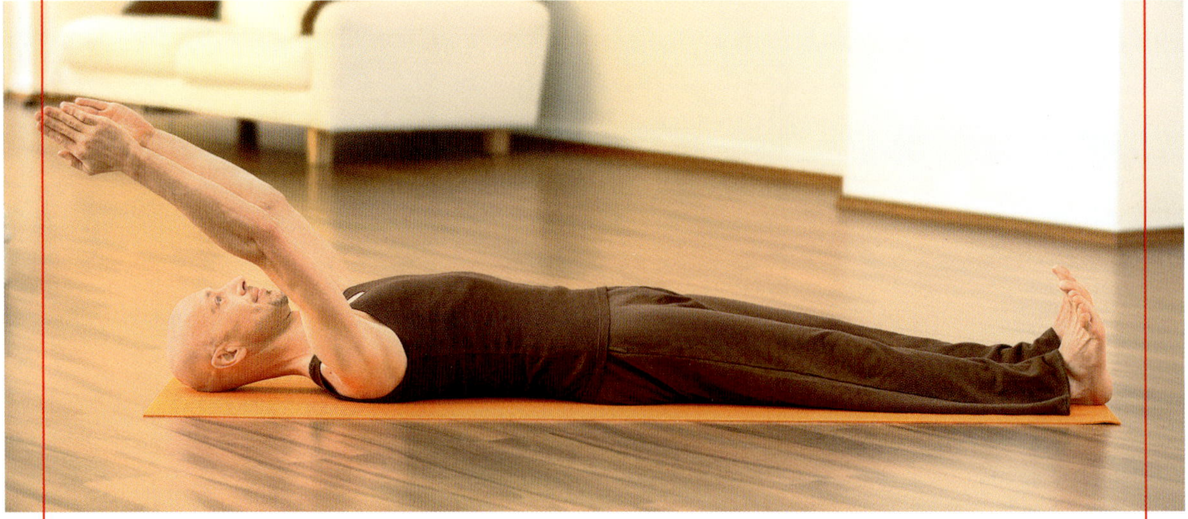

EINATMEN

> Die Arme weich nach hinten über den Kopf führen. Neutralstellung beibehalten.

AUSATMEN

> Powerhouse aktivieren und gleichzeitig die Arme von hinten nach oben und weiter nach vorne in Richtung Füße führen. Dabei fließend Kopf, Schulterblätter, Brust- und Lendenwirbelsäule vom Boden abheben. Bei dieser Aufrollbewegung formt die gesamte Wirbelsäule ein gleichmäßiges »C«, die Fersen sind dabei aktiv weggeschoben. Blick in Richtung Zehen. Versuchen Sie den Rumpf möglichst geradlinig nach oben zu rollen. Diese Bewegung führt Sie insgesamt bis zum Sitzen.

EINATMEN/AUSATMEN

> Beim Einatmen die Wirbelsäule strecken und die Arme weich nach oben in den Himmel bewegen. Mit dem folgenden Ausatmen den Bauchnabel nach innen ziehen, die Arme in die Waagrechte senken, die Schulterblätter in die Hosentaschen ziehen, die Füße point und das Becken nach hinten über die Sitzknochen abrollen. Fließend und konzentriert Wirbel für Wirbel bis in die Ausgangsposition zurückrollen.

Versuchen Sie zu Beginn mindestens 4, später bis zu 10 Wiederholungen.

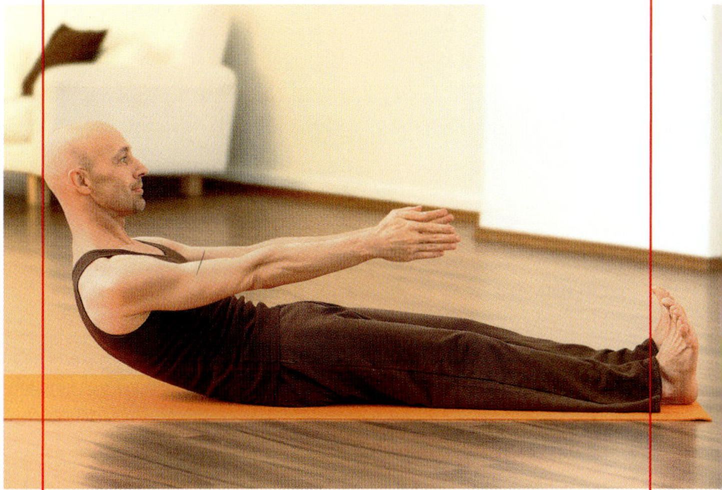

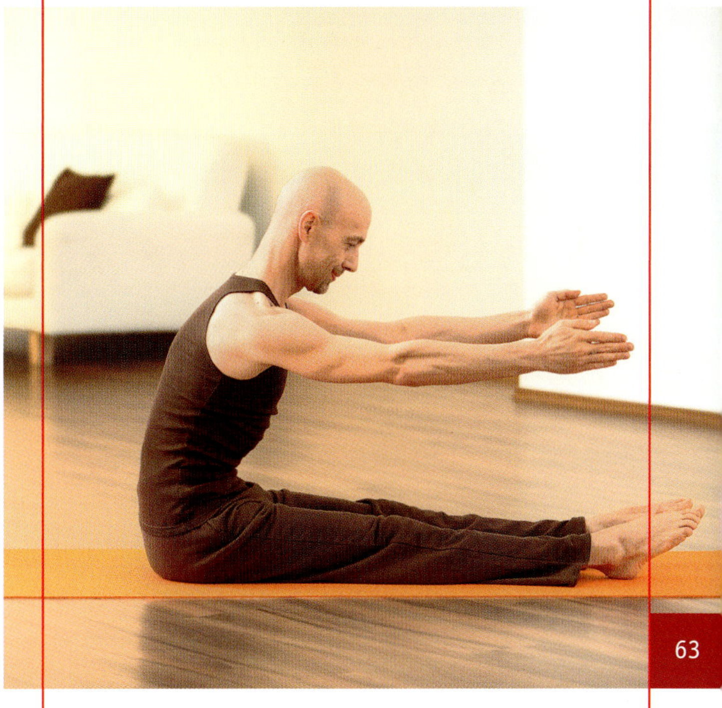

The Saw

Durch das sanfte und seitlich bewegte Vorbeugen bei dieser Übung dehnen Sie den Rücken und die Beinrückseiten. Die kombinierte Dreh-Streck-Bewegung mobilisiert die Wirbelsäule, verbessert die Leistung der rückenstreckenden Muskeln und trainiert die seitliche Rumpfmuskulatur. Der vorbeugende Aspekt hilft dabei, die Lungen von verbrauchter Luft zu befreien.

Vorstellung: Stellen Sie sich vor, Sie beugen sich über einen großen Gymnastikball. Während der Rotationsbewegung zieht ein imaginärer Helfer an den Fingerspitzen und verlängert Ihre Arme.
Detail: Der beschriebene Bewegungsablauf ist fließend und verbindet sich mit Ihrem Atemrhythmus. Der untere Rücken bleibt die ganze Zeit aufrecht. Insgesamt bildet die Wirbelsäule ein langes, in sich gedrehtes »C«.

AUSGANGSPOSITION

> Sie sitzen mit gestreckten Beinen auf der Matte. Die Fersen sind weggeschoben, die Beine in der Grätschposition. Wirbelsäule und Becken befinden sich in Neutralstellung. Versuchen Sie die vordere Hüftmuskulatur möglichst locker zu lassen. Wenn Ihnen dieser Sitz schwer fällt, verwenden Sie eine etwa fünf Zentimeter hohe Sitzunterlage oder beugen die Beine etwas. Strecken Sie die Arme seitlich auf Schulterhöhe aus, die Handflächen weisen nach vorne, die Ellbogen sind weich.

EINATMEN

> Die Wirbelsäule wächst über den Nacken hinaus, die Sitzknochen sind bewusst mit dem Boden verankert. Schultern, Arme und Hände spannen sich bogenförmig weit auseinander.

AUSATMEN

> Mit nach innen gezogenem Bauchnabel drehen Sie – in der Taille beginnend – Oberkörper, Arme und Kopf nach rechts. Die Arme bleiben weit geöffnet. In gedrehter Stellung neigen Sie den Rumpf anschließend nach vorne über die Beine und schieben die linke Hand am rechten Fuß vorbei (Sägebewegung), die Sitzknochen bleiben fixiert. Die rechte Handinnenfläche dreht dabei zum Körper. Es entsteht eine fließende Dreh-Beuge-Bewegung.

EINATMEN/AUSATMEN

> Beim Einatmen Wirbel für Wirbel in die Ausgangsposition zurück aufrollen. Beim Ausatmen zur anderen Seite rotieren.

Jede Seite 5-mal wiederholen.

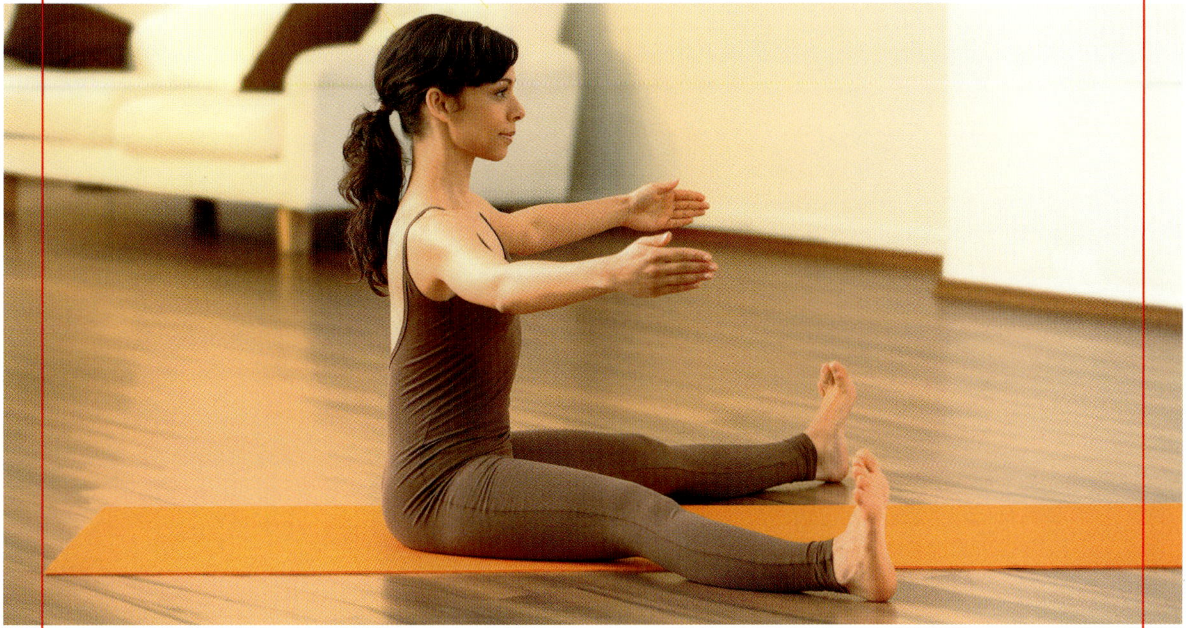

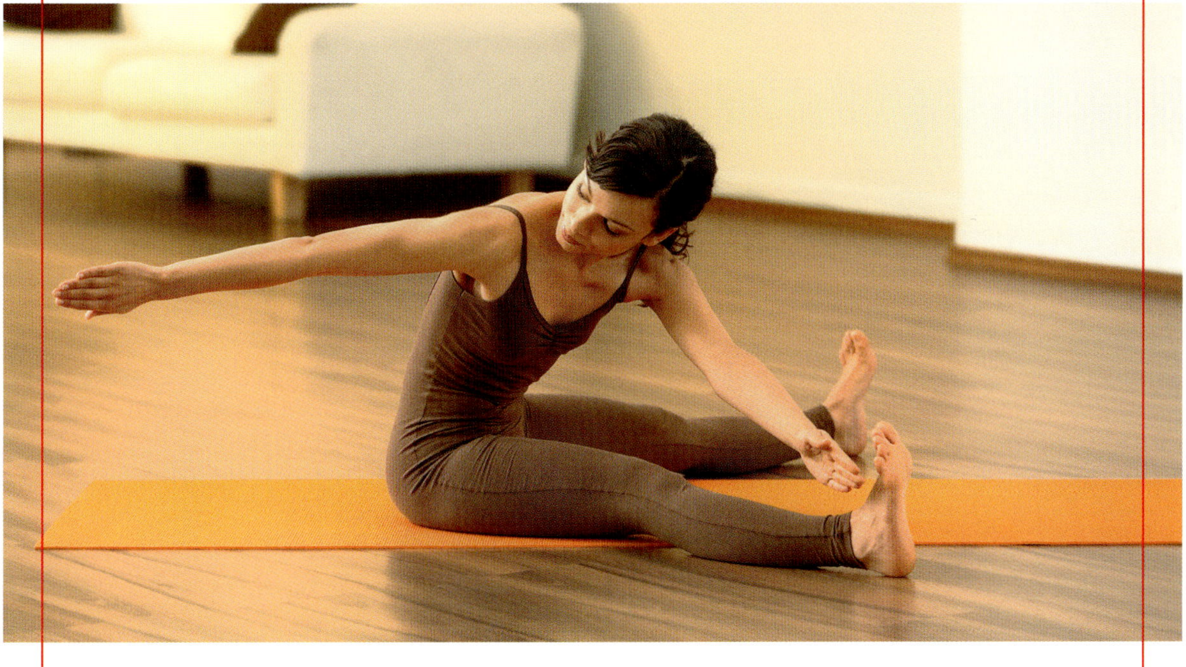

The Mermaid

Eine wunderbare Dehnübung für die Taille und die Flanken des Oberkörpers. Dies ist die erste Übung mit seitlicher Artikulation der Wirbelsäule. Durch die streckende Bewegung auf beiden Seiten bringen wir eine völlig neue Beweglichkeit in den Rumpf und verbessern unsere Atemqualität aufgrund der Dehnung der Zwischenrippenmuskulatur. Nach einem langen Arbeitstag – aber auch zwischendurch – ist die »Meerjungfrau« eine wahrhaft göttliche Übung, da Sie uns in eine Dynamik bringt, die dem statischen Alltag effektiv entgegenwirkt.

Vorstellung: Sie sitzen zwischen zwei Scheiben und wischen mit den Armen und der Oberkörpervorder- und -rückseite die Glasflächen entlang.
Detail: Halten Sie die Schulterblätter stets fest am Brustkorb und nach unten gezogen. Lassen Sie eine Ihrem Atemrhythmus entsprechende, fließende Bewegung nach beiden Seiten entstehen.

AUSGANGSPOSITION

> Im Z-Sitz ist das linke Bein vorne und das rechte nach hinten – mit dem Fuß auf dem Rist – abgelegt. Versuchen Sie, Ihre rechte Gesäßhälfte in

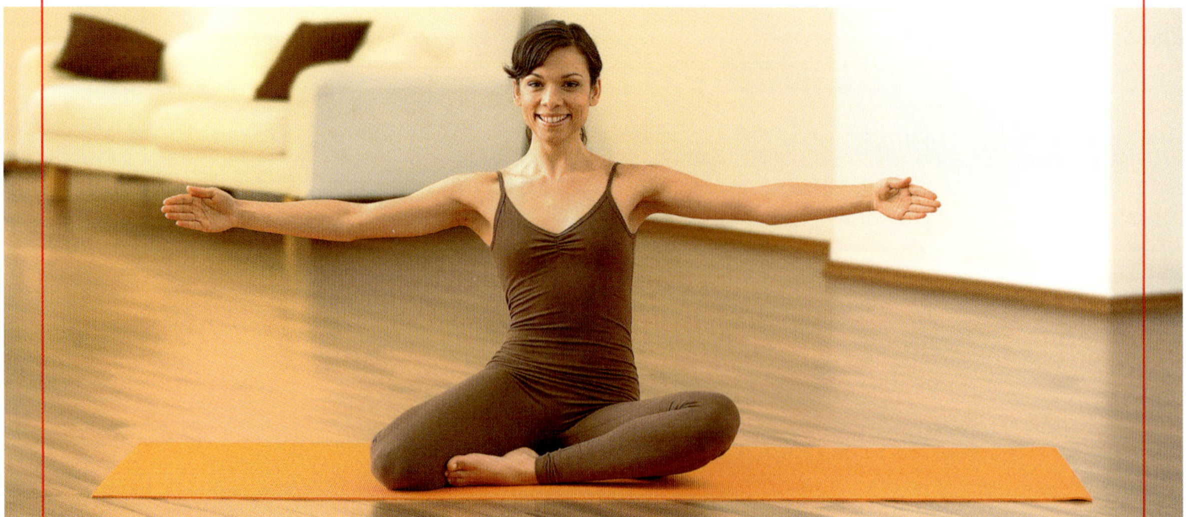

den Boden sinken zu lassen. Sitzen Sie nicht auf der rechten Ferse! Die Arme weich zu den Seiten anheben.

EINATMEN

> Heben Sie den linken Arm senkrecht nach oben, das Schulterblatt gleitet dabei nach unten. Strecken Sie gleichzeitig die Wirbelsäule, ohne den Brustkorb hervorzudrücken oder in ein Hohlkreuz zu gehen. Der Nacken ist lang und dennoch entspannt.

AUSATMEN

> Neigen Sie den Rumpf auf die rechte Seite. Wenn nötig, stützen Sie sich mit der rechten Hand am Boden ab. Halten Sie Abstand zwischen linkem Ohr und seitengleicher Schulter.

EINATMEN/AUSATMEN

> Beim Einatmen gehen Sie zur Ausgangsposition zurück. Mit dem Ausatmen die linke Hand etwa einen halben Meter neben dem Becken aufsetzen und mit aktivem Powerhouse zur Stützhand hin neigen. Dabei den linken Unterarm ablegen und die rechte Gesäßhälfte unten lassen. Beim Einatmen zur Anfangsposition zurück.

5-mal zu jeder Seite neigen, dann Beine wechseln und Übung wiederholen.

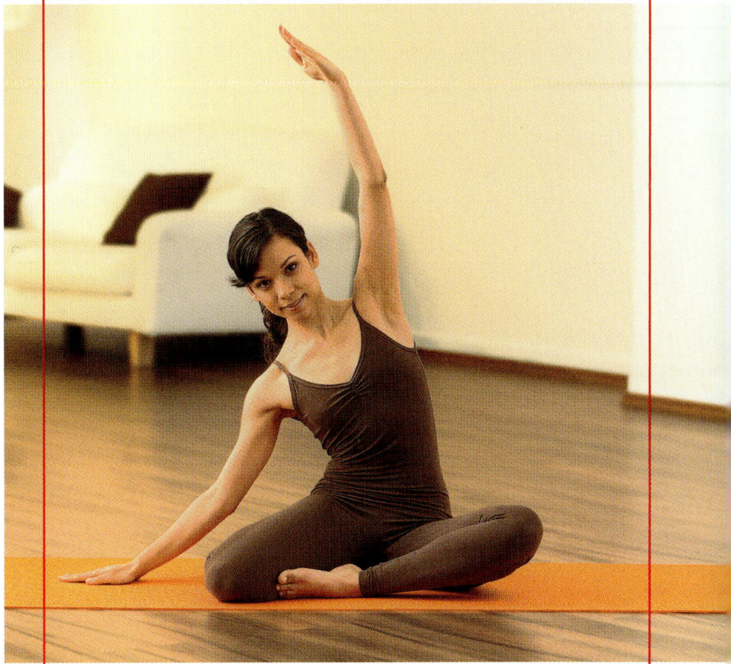

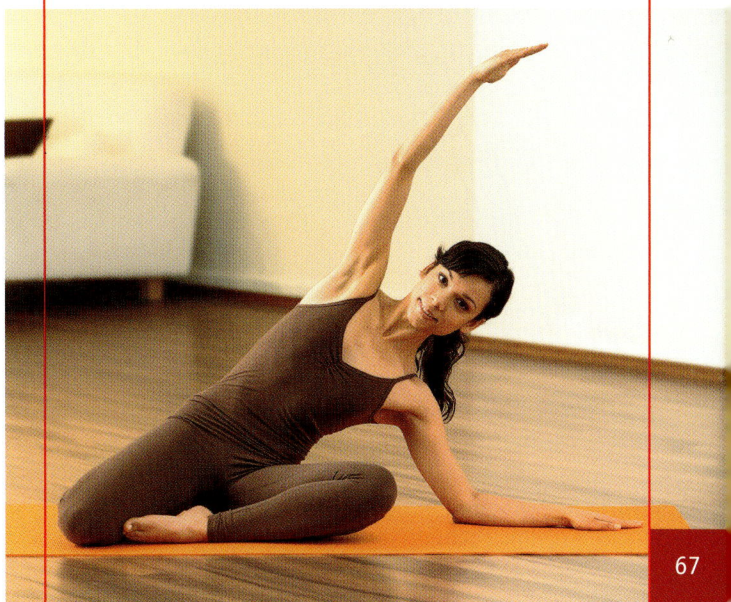

Single Straight Leg Stretch

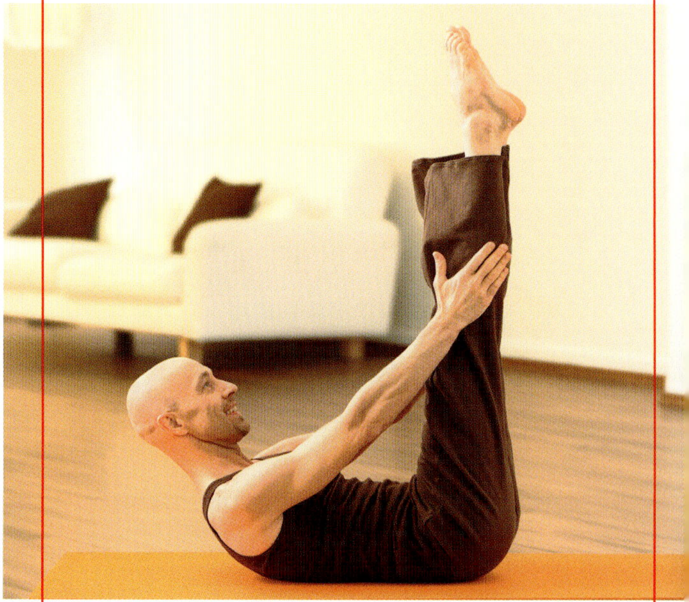

Wer den ganzen Tag viel sitzt und auch sonst wenig Bewegung in seinen Alltag bringt, hat meist schwache Bauchmuskeln und verkürzte Kniesehnen. Mit dieser Übung trainieren Sie zwei wichtige Dinge: Sie kräftigen die tiefe und gerade Bauchmuskulatur und dehnen außerdem die Rückseite der Beine. Der Single Straight Leg Stretch ist die anspruchsvollere Fortführung vom Single Leg Stretch auf Seite 52.

AUSGANGSPOSITION

> Auf dem Rücken liegend heben Sie Kopf und Schultern vom Boden ab. Der untere Rücken ist mit der Unterlage verbunden. Der Schultergürtel ist wie gewohnt organisiert. Beine in Stufenstellung. Hände an den Außenseiten der Waden.

EINATMEN

> Wirbelsäule über den Scheitel verlängern und beide Beine nach oben in den Himmel ausstrecken, Füße point.

AUSATMEN

> Mit stabilem Powerhouse umfassen Sie den linken Unterschenkel, ziehen dieses gestreckte Bein etwas

Vorstellung: Rumpf und Becken sind in einem Betonbett verankert. Das aktive Bein wird über eine gerade Schiene geführt.
Detail: Beim Ausatmen mit eingezogenem Bauchnabel und aktivem Verlängern beider Beine spüren Sie beim gehobenen Bein eine Dehnung in den Kniesehnen, beim abgesenkten Bein eine Weitung in der Leiste. Strecken Sie die Beine so gut wie möglich. Becken und Rumpf bleiben unbewegt, es gleiten nur die Beine. Das Powerhouse ist in jeder Phase aktiv, die Atmung geschieht im Brustkorb.

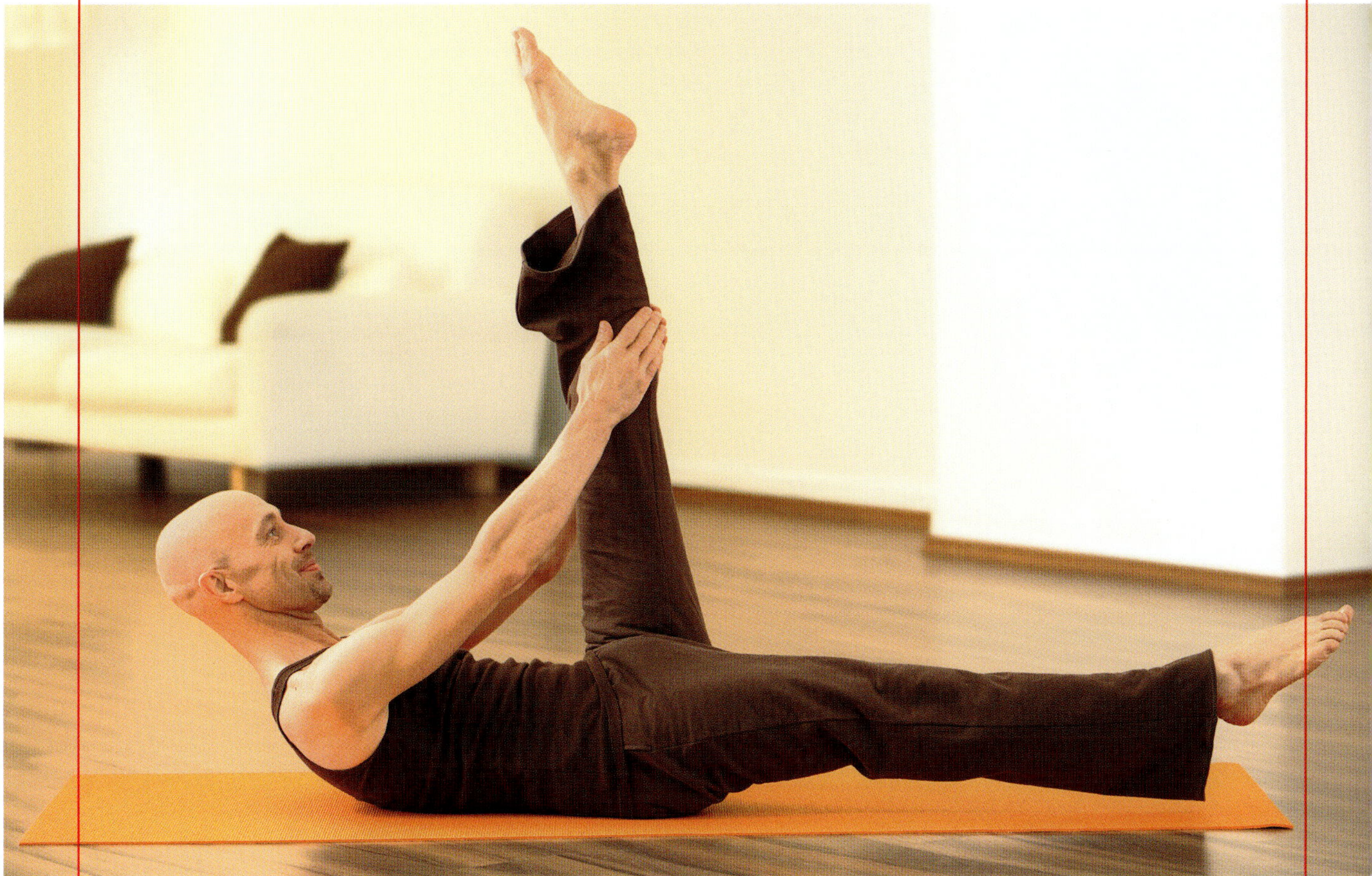

an den Rumpf und senken gleichzeitig das rechte Bein flach über dem Boden ab. Saugen Sie dabei bewusst den Bauchnabel nach innen. Beide Beine werden bis über die Zehenspitzen hinaus lang. Schulterblätter in die Hosentaschen.

EINATMEN/AUSATMEN

> Beim Einatmen beide Beine kontrolliert zurück in die Senkrechte führen. Beim Ausatmen die Bewegung im Seitenwechsel wiederholen.

Jedes Bein 5-mal zum Rumpf ziehen.

Criss Cross

Durch die geradlinige Beinstreckung ähnelt der Criss Cross dem Single Leg Stretch von Seite 52. Durch die zusätzliche Rumpfdrehung werden hier, neben den geraden und queren, vor allem die diagonal verlaufenden Bauchmuskeln herausgefordert.

AUSGANGSPOSITION

> Rückenlage mit Stufenposition der Beine, Füße point. Lassen Sie Ihre Lendenwirbelsäule mit der Erde verschmelzen. Die Hände sind am Hinterkopf,

Vorstellung: Becken und unterer Rücken sind gleichsam im Boden einzementiert.
Detail: Denken Sie beim Üben daran, dass sich Schulter und gegengleiches Knie beim Rotieren nähern wollen, nicht Ellbogen und Knie. Die Schultern weder vor- noch hochziehen. Die Kraft zur Drehung des Oberkörpers entsteht intensiv in der Körpermitte. Betonen Sie deutlich das Bauchnabel-nach-innen-Ziehen bei jedem Ausatmen. Rotieren Sie den Rumpf oberhalb vom Bauchnabel.

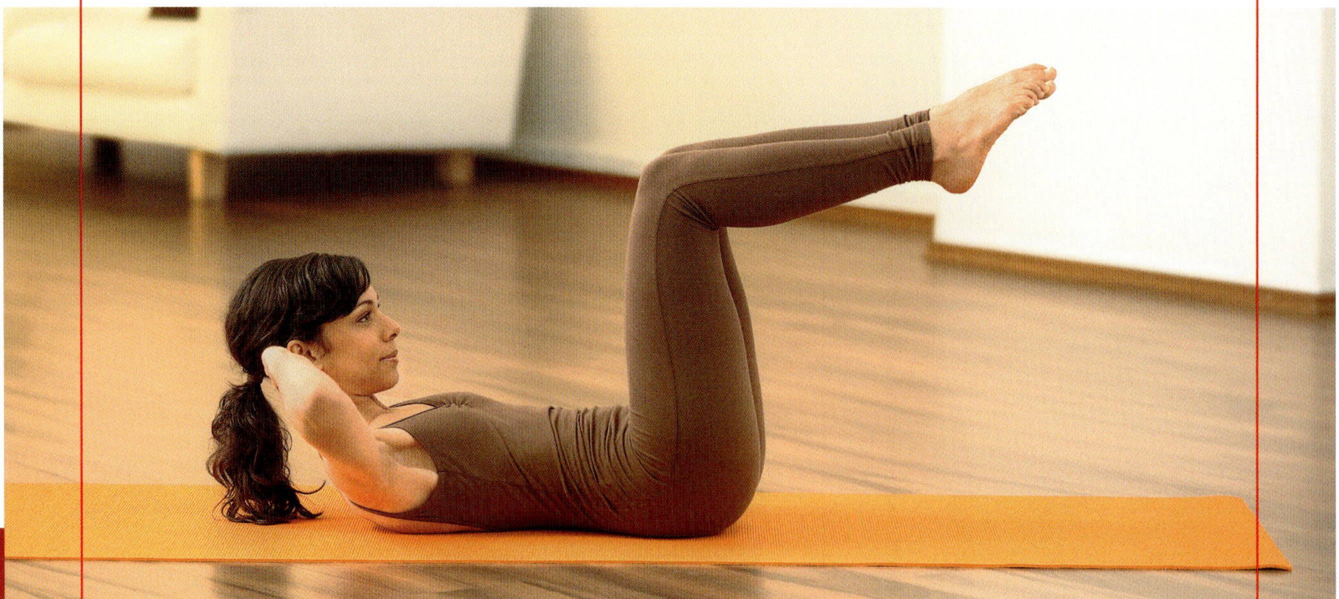

die Ellbogen geöffnet. Kopf, Nacken und Schultern sind vom Boden angehoben, Blick zu den Knien. Die Schulterblätter ziehen den Rücken entlang in die Hosentaschen.

EINATMEN

> Die Wirbelsäule verlängert sich über den Nacken, Sie haben das Gefühl eines langen Halses.

AUSATMEN

> Bauchnabel nach innen, Beckenboden aktivieren. Ziehen Sie die linke Schulter diagonal zum rechten Knie und das rechte Knie etwas zur Brust heran. Strecken Sie gleichzeitig das linke Bein schräg nach oben lang und fest aus. Die Ellbogen bleiben offen. Bleiben Sie in dieser Position, bis Sie komplett ausgeatmet haben.

EINATMEN/AUSATMEN

> Beim Einatmen Rumpf und ausgestrecktes Bein in die Ausgangsposition zurück. Beim Ausatmen den Rumpf zur anderen Seite drehen und das rechte Bein strecken.

Üben Sie 4 bis 6 Runden.

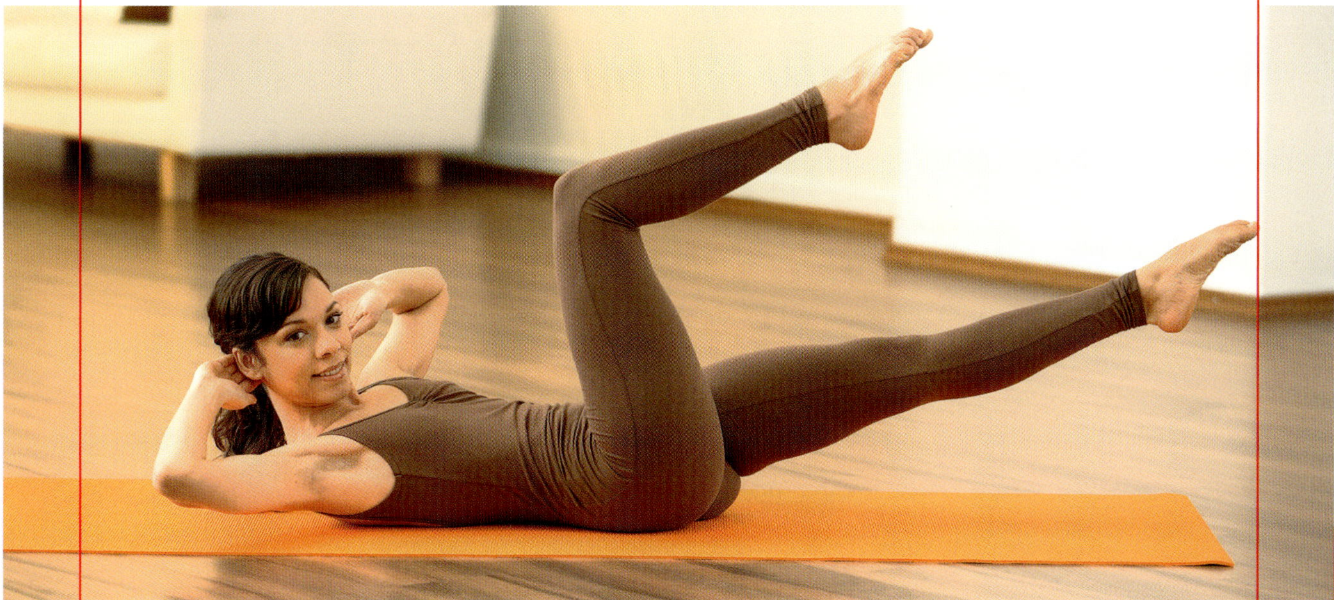

Advanced Shoulder Bridge

Bei der »Schulterbrücke« arbeiten etliche Muskeln zusammen, um den Rumpf zu stabilisieren, während das Spielbein einen großen Bogen beschreibt. Die größte Herausforderung bildet dabei das Beibehalten der neutralen Position von Becken und Wirbelsäule. Die rückwärtige Oberschenkelmuskulatur des Standbeines wird dabei sehr beansprucht.

Vorstellung: Der große Zeh zeichnet beim Senken des Spielbeins einen weiten Regenbogen.
Detail: Achten Sie bei dieser Übung besonders auf die gleiche Höhe der Hüftknochen.
Vorsicht: Beenden Sie die Übung, bevor Sie einen Muskelkrampf in der Rückseite des Standbeines bekommen.

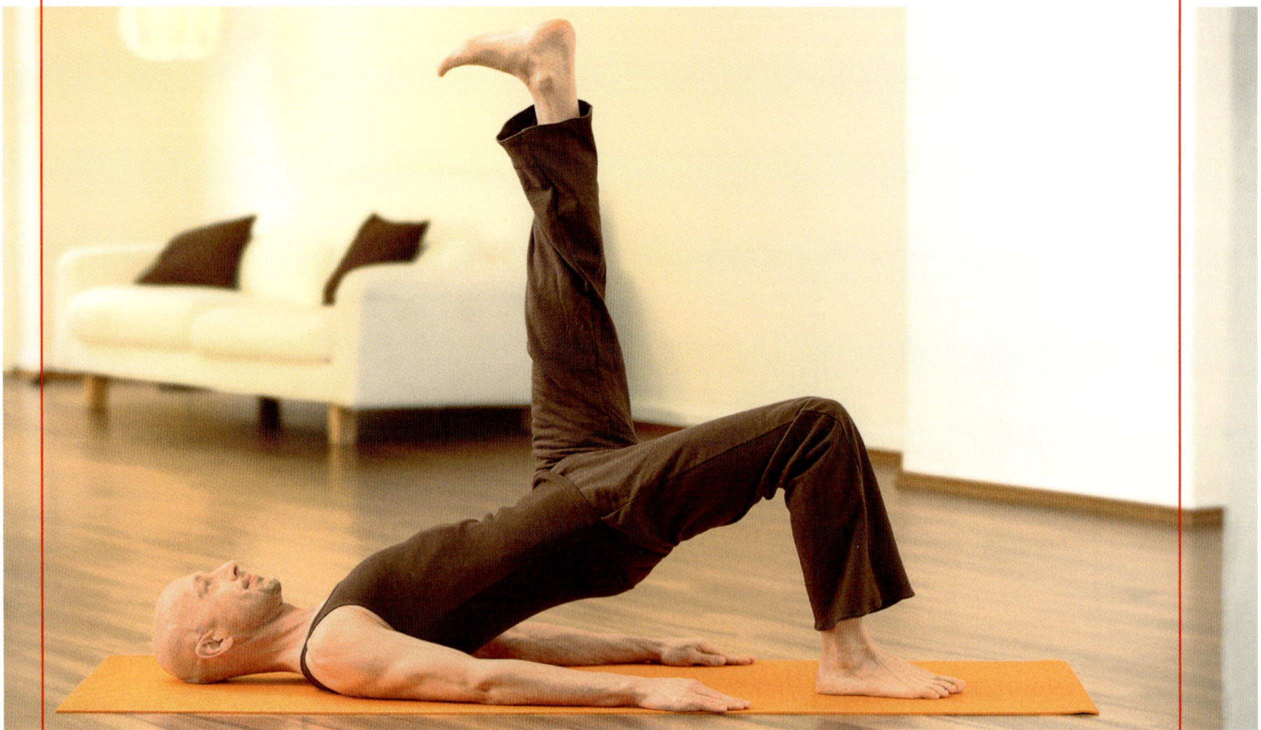

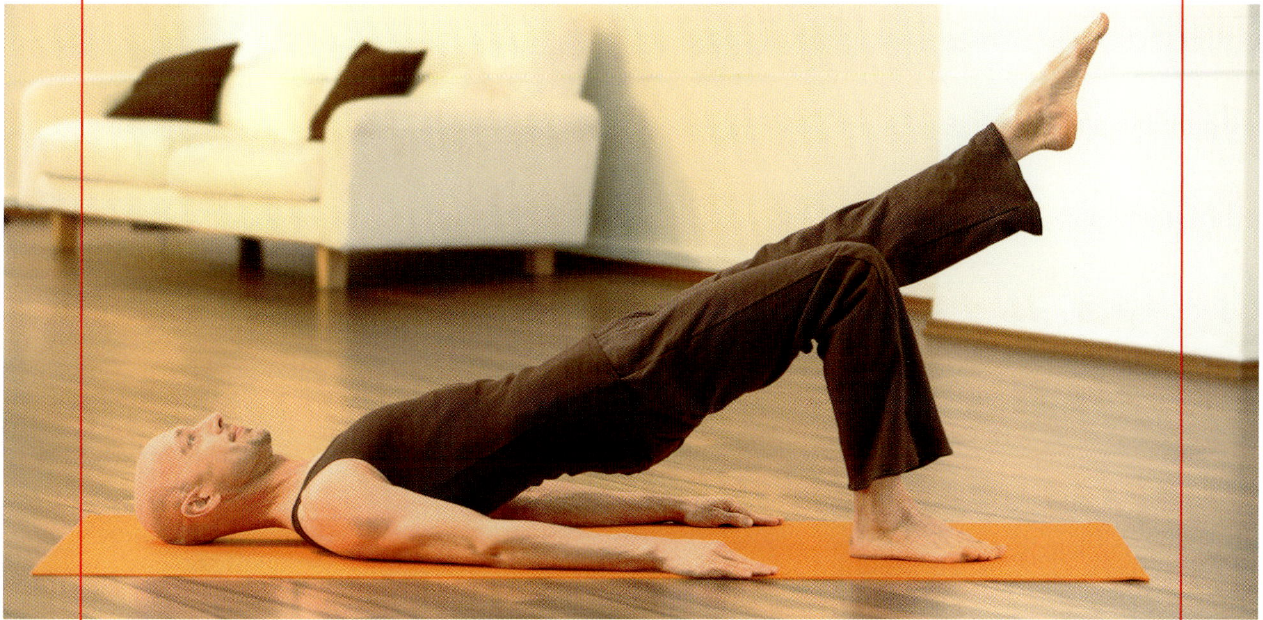

AUSGANGSPOSITION

> Rückenlage mit langem Nacken, Beine hüftbreit aufgestellt, Füße parallel. Die Arme liegen neben dem Rumpf, die Finger sind flach und lang. Heben Sie das Becken so hoch, dass Oberkörper und Oberschenkel eine gerade Linie bilden. Becken und Wirbelsäule sind neutral. Heben Sie das linke Bein gestreckt nach oben zur Decke, Fuß flex.

EINATMEN

> Die obere Ferse schiebt bewusst in den Himmel. Kontrollieren Sie hierbei, ob sich beide Hüftknochen auf einer Höhe befinden und ob Becken und Wirbelsäule in Neutralstellung sind.

AUSATMEN

> Senken Sie das Spielbein und strecken Sie dabei den Fuß. Das Powerhouse unterstützt die Stabilität des Beckens in Neutralstellung. Das Bein nur soweit senken, wie Sie die Rumpfposition halten können und sich das Becken nicht bewegt. Zu Beginn den Beinbogen ruhig etwas kleiner durchführen.

EINATMEN/AUSATMEN

> Beim Einatmen das Spielbein heben, Fuß flex. Beim Ausatmen wieder senken, Fuß point.

Nach 5 bis 6 Wiederholungen beenden Sie die Übung, indem Sie das Spielbein beugen und wieder am Boden absetzen. Seite wechseln.

Hip Lift

Beim »Hüftheben« wird die Wirbelsäule vom Becken beginnend segmental aufgerollt, also genau andersherum, als Sie es bisher geübt haben. Dies kräftigt die Bauchmuskeln quasi von unten beginnend – eine wichtige Grundlage für weiterführende Übungen wie z. B. den Roll Over auf Seite 80. Für eine präzise Übungsausführung ist Ihre Powerhouse-Qualität von besonderer Bedeutung.

AUSGANGSPOSITION

> In Rückenlage halten Sie die Beine leicht gebeugt und gekreuzt über Ihrem Becken. Die Arme sind neben dem Rumpf abgelegt, Handflächen nach unten, Finger zum unteren Mattenrand schieben. Der Nacken ist lang, die Schultern entspannt.

EINATMEN

> Halten Sie diese Position.

AUSATMEN

> Aktivieren Sie Ihr Powerhouse. Bewegen Sie die Beine ein wenig in Richtung rückwärtige Wand und heben Sie nacheinander Steißbein, Kreuzbein und Lendenwirbelsäule. Lassen Sie den Impuls für dieses fließende und ruckfreie Beckenheben in Ihrer Körpermitte entstehen.

Vorstellung: Ihr Becken hebt und senkt sich wie ein sanft fahrender Aufzug. Das Powerhouse ist der treibende Motor.
Detail: Anfangs dürfen Sie die Arme zur Unterstützung etwas in den Boden drücken, später sollen Schultern, Arme und Hände so locker wie möglich liegen bleiben. Die Schultern verschmelzen sozusagen mit der Matte. Die Qualität entsteht nicht über die Hubhöhe des Beckens, sondern darüber, wie intensiv Sie die benötigte Kraft aus dem Körperzentrum holen. Wenn sich das Becken zu Beginn nur einige Millimeter bewegt, würde das schon genügen. Trainieren Sie regelmäßig und die Kraft wird sich entwickeln!
Variation: Die Arme nicht nahe am Rumpf, sondern seitlich vom Körper weg ausstrecken und flach ablegen.

EINATMEN/AUSATMEN

> Beim Einatmen halten Sie das Powerhouse aktiv und rollen Wirbel für Wirbel und ohne zu plumpsen nach unten ab. Am Ende »landet« Ihr Kreuzbein sanft auf der Matte und die Beine befinden sich in der Ausgangsposition. Beim Ausatmen beginnen Sie wieder von vorne. Je langsamer Sie diese Übung bewältigen, desto schwieriger, aber auch effektiver ist sie.

Versuchen Sie 4 bis 8 korrekte Wiederholungen.

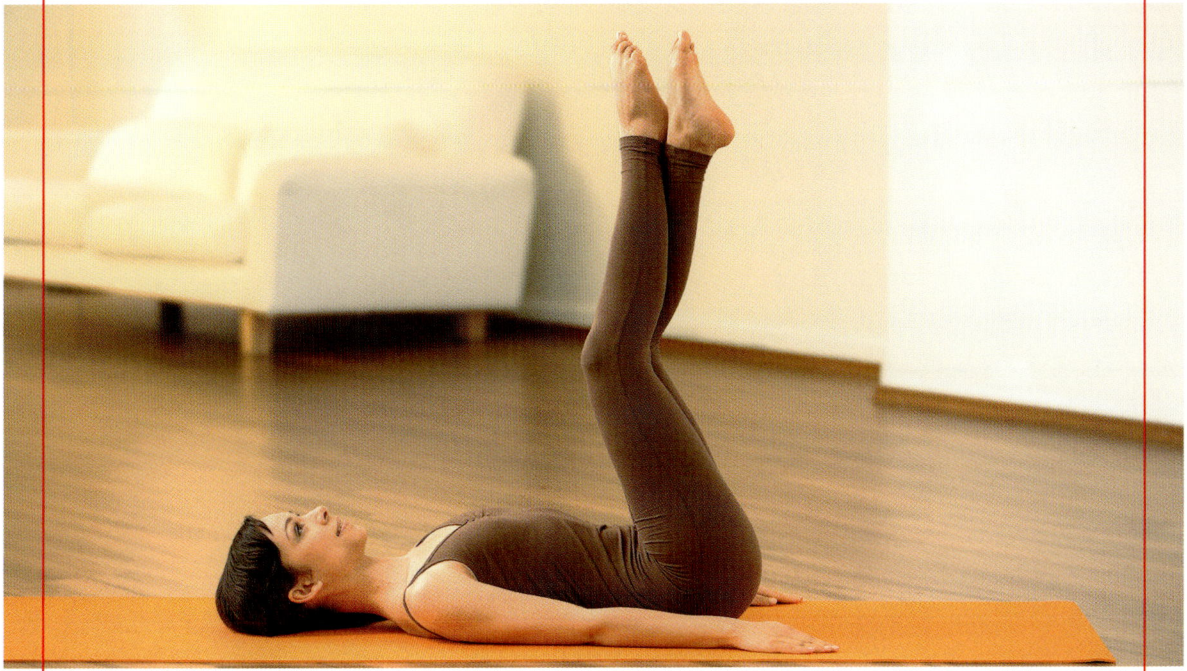

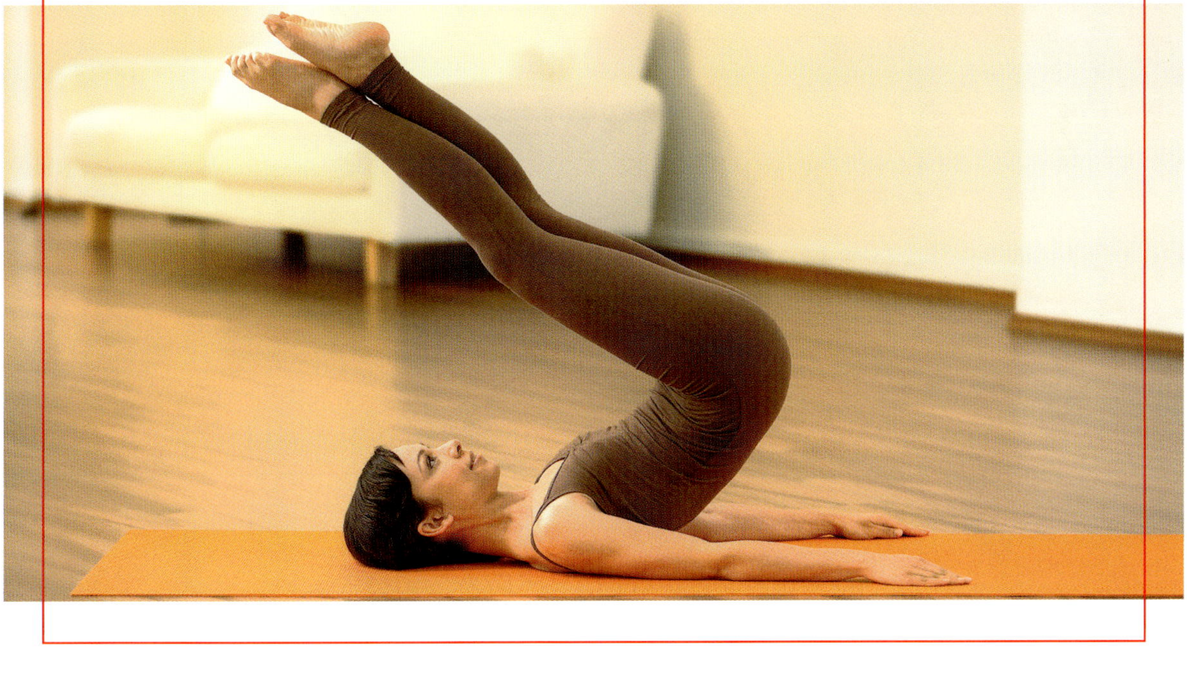

Leg Pull Front

Für diese Übung benötigen Sie ein ausgezeichnet trainiertes Powerhouse. Bereits die alleinige aktive Stützposition kräftigt Ihre gesamte Rumpf-, Arm-, Schultergürtel-, Becken- und Beinmuskulatur. Ungleich schwieriger wird die Übung durch das »ziehende Anheben« eines Beines aus dem Körperzentrum heraus. Technisch betrachtet ist diese Übung mittelschwer, körperlich ist sie jedoch eine der anstrengendsten Stützübungen aus dem Pilates-Mattenprogramm.

Vorstellung: Sie haben das Gefühl, als stütze jemand Ihr Becken von unten her ab, sodass es nicht absinken kann. Wie eine feste Bandage wickeln sich Ihre Muskeln um die Oberschenkelknochen.
Detail: Der Fokus liegt nicht auf der Höhe des Beines, viel wichtiger ist die Stabilität des gesamten Rumpfes. Bei hyperbeweglichen Ellbogen lassen Sie die Arme etwa 1 cm gebeugt. Gerne sinkt bei dieser Übung der Kopf nach unten – halten Sie ihn jedoch in gleichbleibender Höhe.

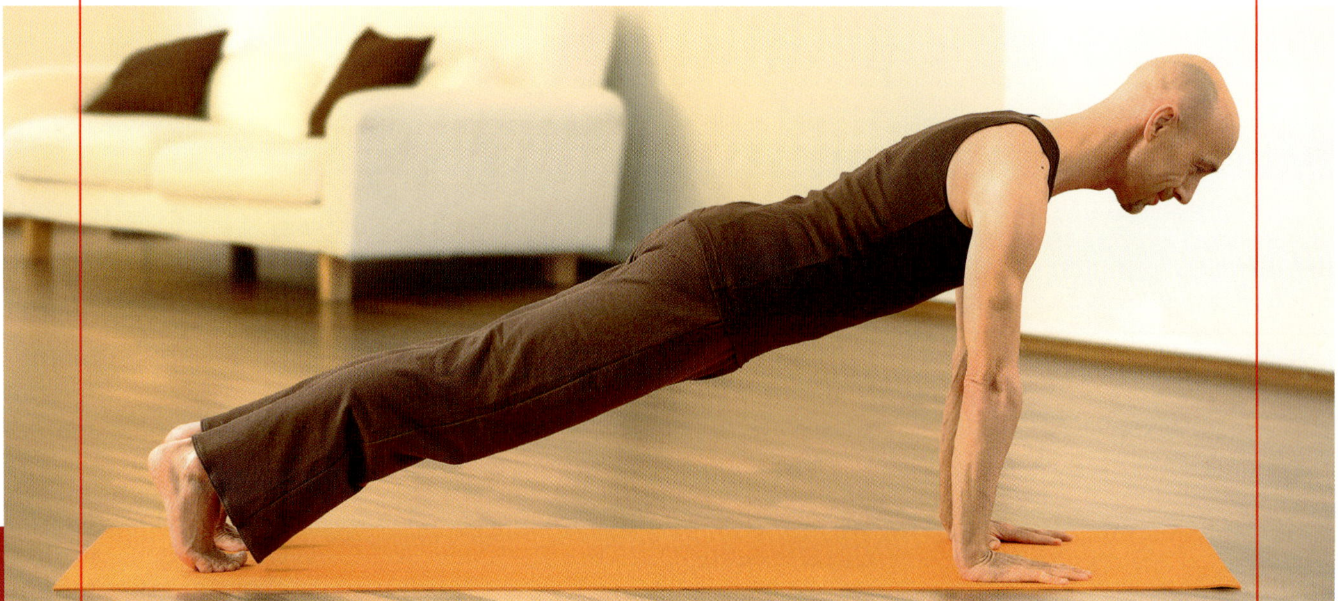

AUSGANGSPOSITION

> Gehen Sie in die klassische Liegestützposition. Der gesamte Körper vom Scheitel bis zu den Fersen bildet eine gerade Linie. Becken und Wirbelsäule sind in Neutralstellung. Füße eng geschlossen. Das Powerhouse ist aktiv und bleibt es während der gesamten Übung.

EINATMEN

> Wirbelsäule und Becken stabilisieren, Nacken verlängern, Schulterblätter aktiv in die Hosentaschen ziehen.

AUSATMEN

> Heben Sie das rechte Bein, verlängern Sie es »unendlich lang« nach hinten und strecken Sie den Fuß bis zu den Zehenspitzen. Halten Sie hierbei das Becken in Neutralposition, die Stellung der Wirbelsäule nicht verändern.

EINATMEN/AUSATMEN

> Beim Einatmen den Fuß auf den Boden zurück aufsetzen. Beim Ausatmen das andere Bein in gleicher Weise heben.

Heben Sie jedes Bein 5-mal.

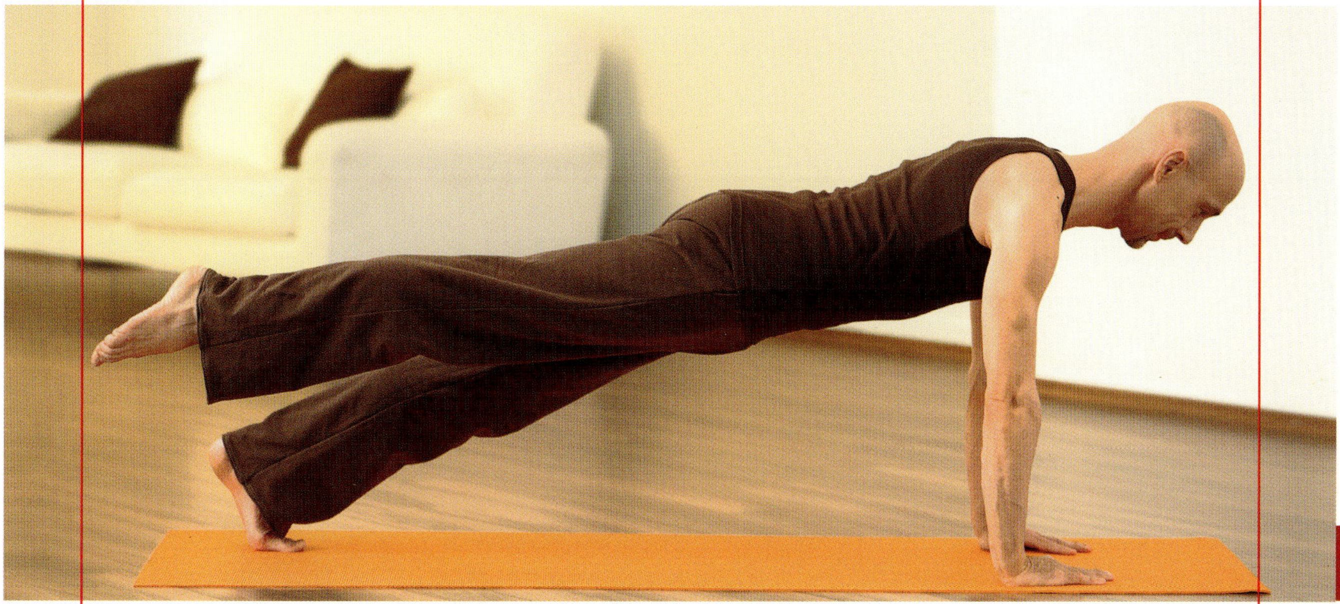

Modified Teaser

Unsere modifizierte Teaser-Übung ist eine der schwierigsten Bauchübungen in diesem Buch und wirklich etwas für Fortgeschrittene. Sie wird Ihren Kraftgürtel weiter stärken und die Oberschenkelvorderseite kräftigen. Das segmentale Aufrollen der Wirbelsäule und alle vorangegangenen Bauchübungen sollten für diese Übung auf jeden Fall beherrscht werden.

Vorstellung: Sie werden wie von einem starken Magnet nach oben gezogen.
Detail: Lassen Sie beim Hochrollen des Rumpfes das gestreckte Bein nicht absinken. Hals-Nacken-Bereich nicht verkrampfen. Den Atem spürbar fließen lassen, nicht anhalten. Den Oberkörper ohne Schwung nach oben »gleiten« lassen.

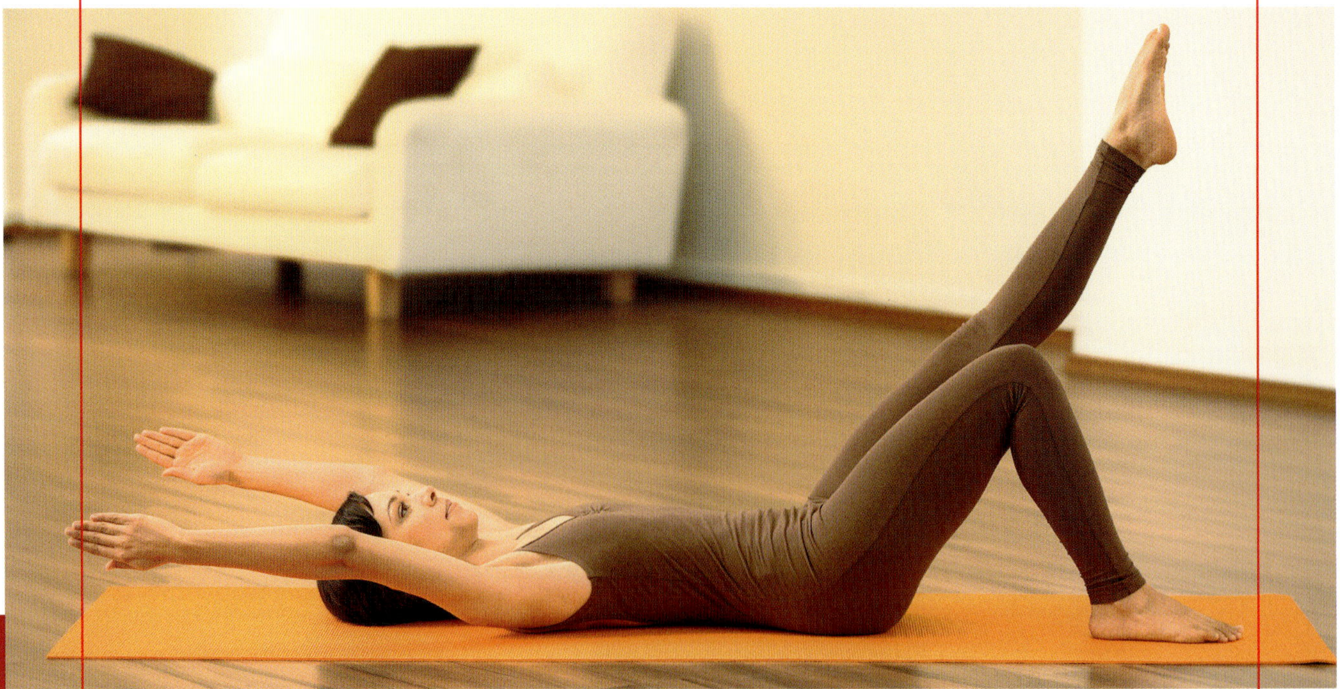

AUSGANGSPOSITION

> In Rückenlage sind Becken und Wirbelsäule neutral. Das rechte Bein ist aufgestellt, das linke 45° Grad nach oben gestreckt. Arme zur Decke hin ausrichten, die Handinnenflächen sind zueinander gerichtet.

EINATMEN

> Führen Sie beide Arme nach hinten. Brustkorb nicht anheben.

AUSATMEN

> Bauchnabel nach innen ziehen, Beckenboden-muskeln fest. Arme in großem Bogen nach vorne führen und gleichzeitig Wirbel für Wirbel und ohne Schwung nach oben rollen, bis Sie sitzend ein langes »C« in der Wirbelsäule erreicht haben. Das gestreckte Bein nicht absinken lassen.

EINATMEN/AUSATMEN

> Beim Einatmen die erreichte Position halten. Beim Ausatmen den Bauchnabel zuerst nach innen, dann über die Sitzknochen nach hinten rollen und in umgekehrter Weise Wirbel für Wirbel bis in die Ausgangsposition ablegen.

4- bis 5-mal auf- und abrollen. Dann das rechte Bein strecken, das linke aufstellen und die Übung zur anderen Seite wiederholen.

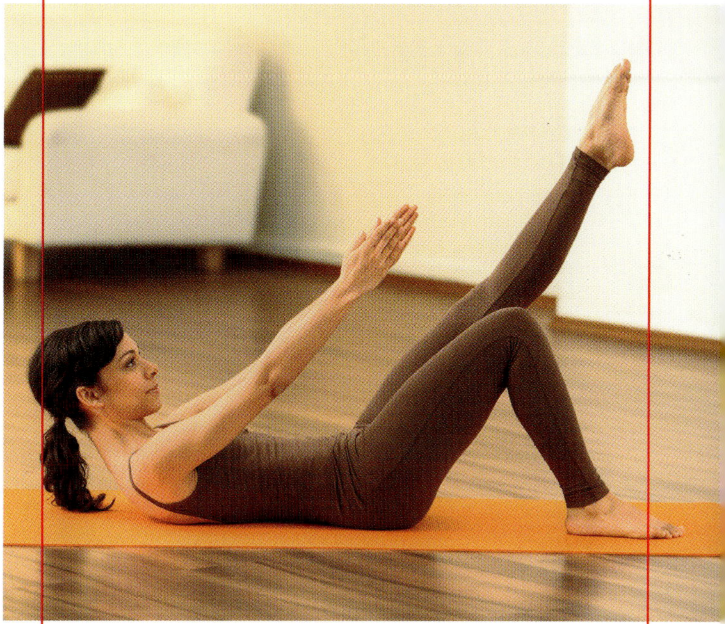

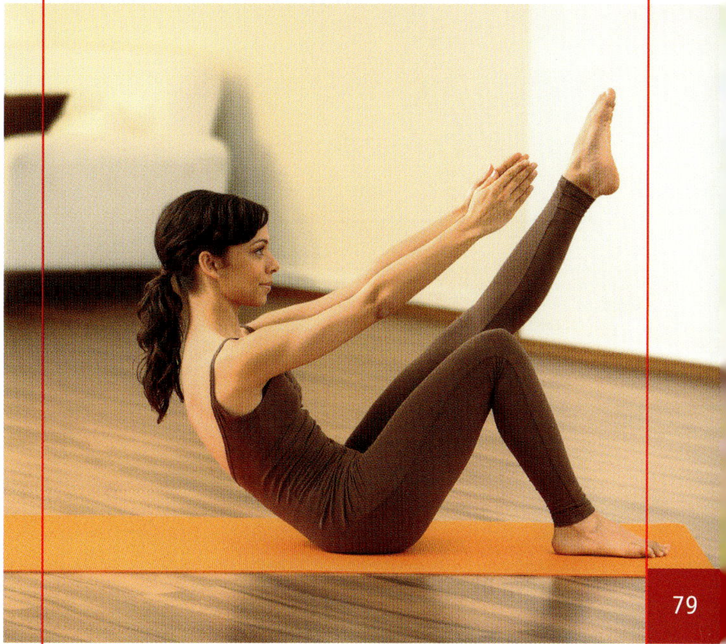

Roll Over

Der Roll Over fordert Ihre ganze Kraft aus der Körpermitte. Der Impuls für das Aufrollen der Wirbelsäule geschieht vom Becken heraus und trainiert vor allem den unteren Abschnitt des geraden Bauchmuskels. Darüber hinaus verbessert die Übung die Artikulation der Wirbelsäule; Beine, Rücken und Hüften erfahren unterschiedliche Akzente zur Kräftigung und Dehnung. Die Übung Hip Lift auf Seite 74 sollten Sie bereits können.

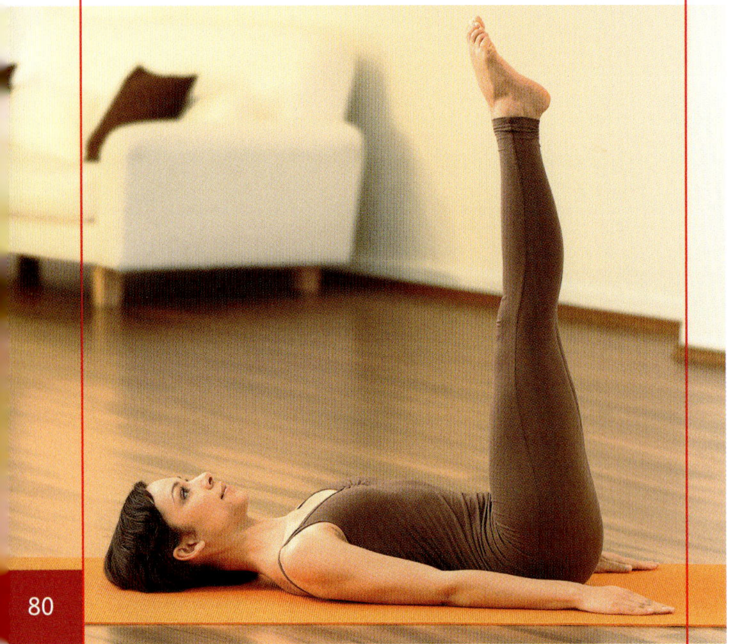

Vorstellung: Ein imaginärer Helfer unterstützt die fließende Bewegung – er hebt das Becken beim Aufrollen, er bewahrt es vor dem Absturz beim Abrollen.
Detail: Beim Aufrollen so wenig wie möglich mit den Armen in den Boden drücken. Üben Sie ohne Schwung, das verfälscht die Übung und die Trainingseffekte gehen verloren. Das Körpergewicht beim Aufrollen nicht auf den Nacken oder Kopf verlagern, sondern den Schwerpunkt über den Schulterblättern balancieren. Den Rumpf nicht kraftlos einklappen lassen. Beim Abrollen haften die Schultern auf der Unterlage.
Vorsicht: Nicht bei Bandscheibenproblemen in der Lendenwirbelsäule!

AUSGANGSPOSITION

> Rückenlage, neutrale Position von Becken und Wirbelsäule; Beine geschlossen, parallel und gestreckt nach oben in den Himmel.

EINATMEN

> Beine bewusst nach oben zur Decke hin verlängern. Nacken entspannt.

AUSATMEN

> Starkes Powerhouse, Bauchnabel nach innen. Mit gestreckten Beinen den Rücken Wirbel für

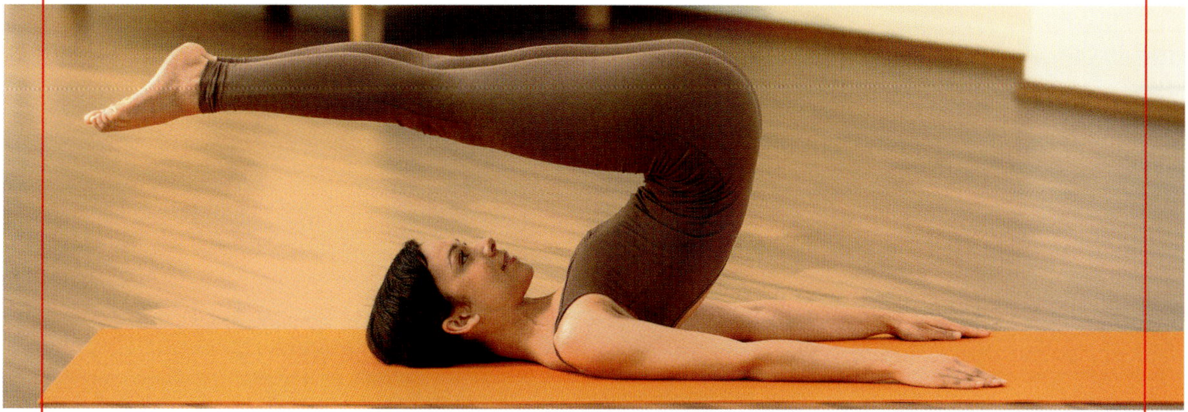

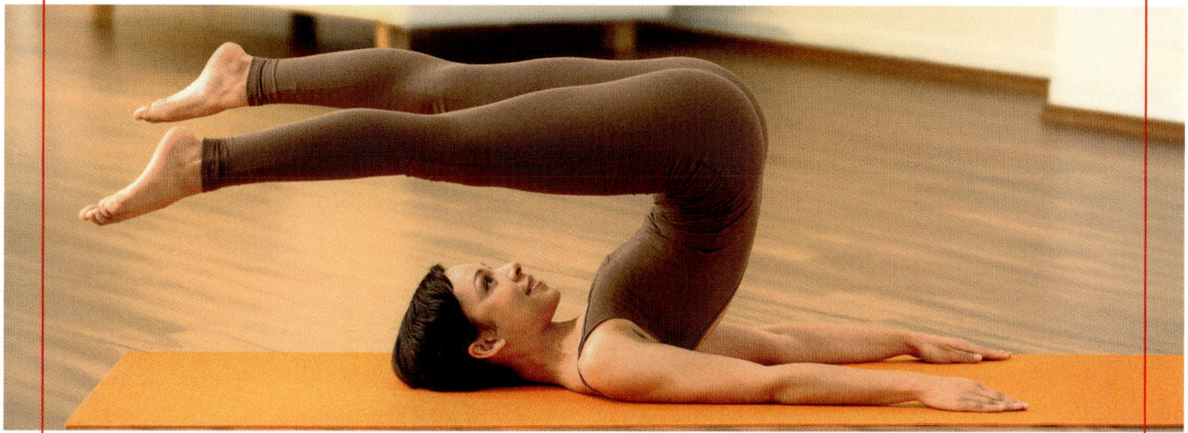

Wirbel vom Steißbein beginnend von der Matte lösen. Bringen Sie die Beine ohne Schwung und fließend über den Kopf, bis sie parallel zum Boden ausgerichtet sind. Die Sitzknochen sind nun zur Decke gerichtet. Die Wirbelsäule beschreibt in dieser Zwischenposition einen harmonischen C-Bogen; zwischen Kinn und Brustbein hätte ein Tennisball Platz.

EINATMEN/AUSATMEN

> Beim Einatmen die Beine schulterbreit öffnen. Beim Ausatmen den Rücken mit festem Powerhouse Wirbel für Wirbel abrollen. Die Beine bleiben geöffnet, die Arme ziehen lang nach unten. In der Ausgangsposition die Beine beim Einatmen schließen und von vorne beginnen.

6- bis 10-mal wiederholen.

Side Bend

Der Side Bend ist ein gutes Beispiel dafür, dass viele Pilatesübungen nicht nur einen einzigen Muskel »behandeln«, sondern wesentlich umfassender wirken. Diese Übung kräftigt die Arme und Schultern, dehnt den Rumpf auf der einen und stärkt ihn auf der anderen Seite. Zusätzlich wird Ihr Gleichgewicht herausgefordert. Für Fortgeschrittene mit wenig Zeit eine schöne Gelegenheit, um universal zu trainieren.

Vorstellung: Ihre Hüfte wird von einem stabilen Lastenkran nach oben gezogen.
Detail: Kontrollieren Sie Ihre Ausgangsposition - rechter Fuß, linke Pohälfte und linke Hand befinden sich auf einer Linie. Beim Herausdrücken und Senken des Körpers den stützenden Arm stark lassen. Strecken Sie Ihre Glieder so lang wie möglich zu einem harmonischen Bogen, ohne den Anschluss der Rippen zum Becken zu verlieren; kein Hohlkreuz machen!

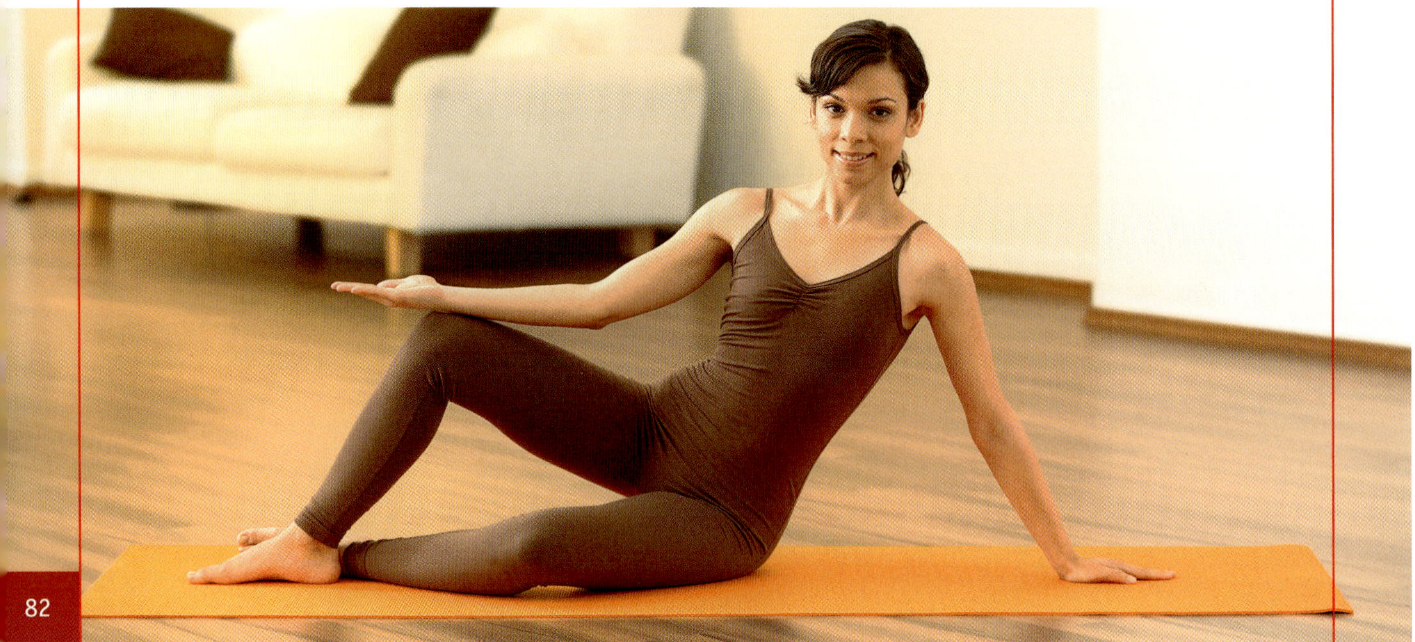

AUSGANGSPOSITION

> Im Seitsitz auf der linken Pohälfte stellen Sie das rechte Bein auf und legen das linke Bein angewinkelt ab. Der rechte Fuß steht vor dem linken. Die linke Hand stützt mit etwas Abstand zur Hüfte flach auf der Matte, die rechte Hand ruht mit nach oben gedrehter Handfläche auf dem rechten Knie.

EINATMEN

> Stabilisieren Sie beide Schulterblätter, vor allem das linke. Verlagern Sie Ihr Gewicht auf den linken Arm.

AUSATMEN

> Drücken Sie den rechten Fuß fest in den Boden und strecken Sie beide Beine, um gleichzeitig das Becken und den Rumpf nach oben zur Decke anzuheben. Parallel dazu führen Sie den rechten Arm in weitem Bogen zuerst nach oben und dann weiter über den Kopf, bis der Oberarm neben dem Ohr ist.

EINATMEN/AUSATMEN

> Beim Einatmen gehen Sie in allen Details zurück zur Ausgangsposition. Beim Ausatmen beginnen Sie von vorne. Erst nach der letzten Wiederholung das Gesäß ganz am Boden ablegen.

Wiederholen Sie den Side Bend 5- bis 8-mal und wechseln Sie dann die Seite.

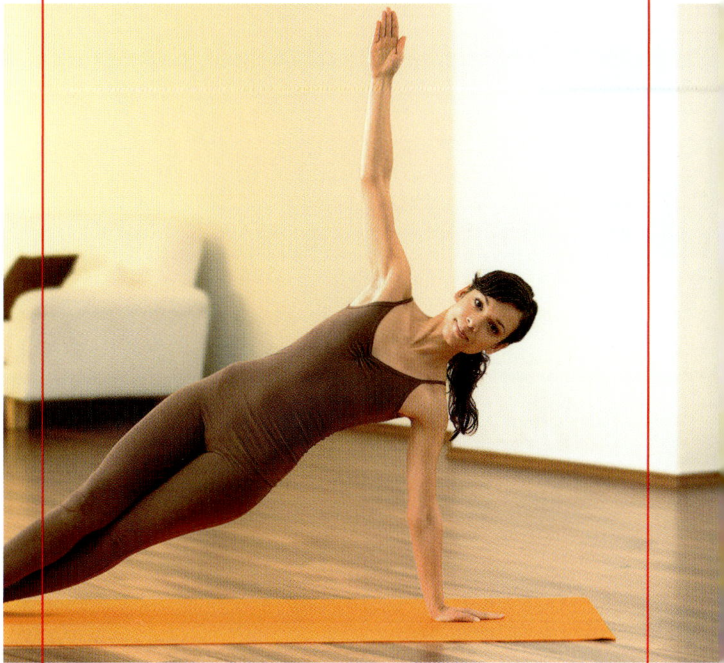

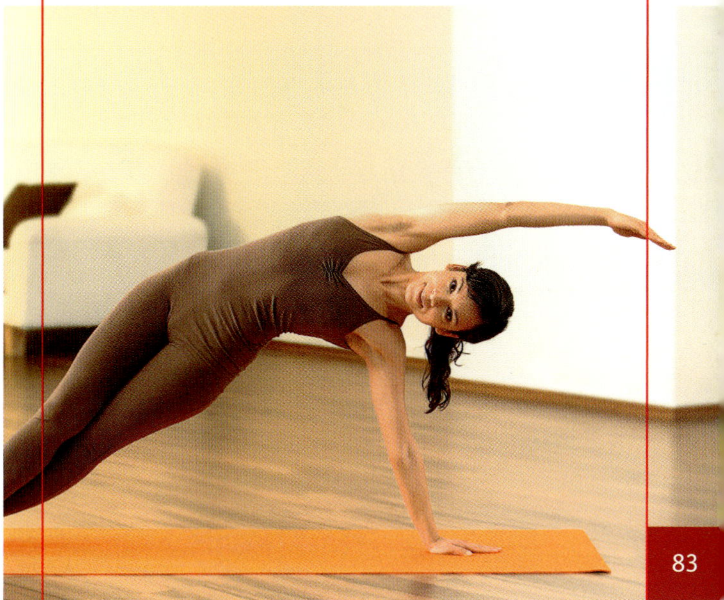

Push Up

Für den Pilates-Push Up sind Sie dann bereit, wenn Sie die Übungen Press Up, Swan Dive und Leg Pull Front problemlos bewältigen. Alle Pilates-Prinzipien sollten Sie bereits perfekt umsetzen können. Dieser Liegestütz wird Sie im Hinblick auf Ihre Rumpfstabilität und die Kraft in den Armen weiter voranbringen und sehr effektiv die Haltemuskulatur der Wirbelsäule trainieren.

Vorstellung: Ein Kran zieht Ihr Becken nach oben in die Dachstellung. In der Dachstellung angekommen, stemmen Sie die Arme wie gegen ein stabiles Fundament, das Sie wegschieben wollen.
Detail: Halten Sie die Ellbogen beim Beugen der Arme eng am Rumpf. Wickeln Sie die Oberschenkelmuskeln wie eine feste Bandage um die Knochen.

AUSGANGSPOSITION

> Gehen Sie in die sogenannte »Dachstellung«, bei der die Hände schulterbreit und die Füße hüftbreit aufgesetzt sind. Die Sitzknochen streben in den Himmel, die Beine sind – vorausgesetzt die Beweglichkeit in Ihren Kniesehnen lässt dies zu – gestreckt. Lassen Sie die Fersen entspannt in den Boden sinken. Der Rücken ist lang und bildet mit den Armen eine Linie. Die Ohren sind neben den Oberarmen.

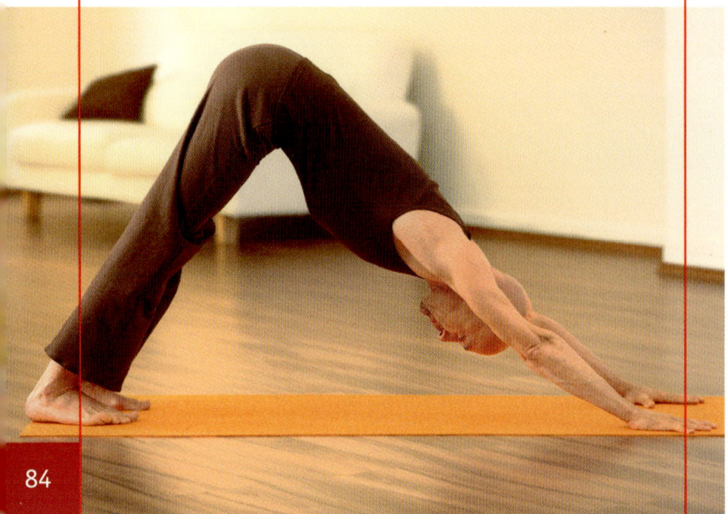

EINATMEN

> Beim Einatmen kommen Sie mit den Schultern über die Hände. Der ganze Körper ist gerade und stabil wie ein Holzbrett und wird jetzt von den Händen und Zehenspitzen getragen. Becken und Wirbelsäule befinden sich in Neutralstellung, die Schulterblätter sind aktiv in die Hosentaschen gezogen. Ohne zwischendurch anzuhalten, beugen Sie die Arme so, dass der ganze Körper knapp über dem Boden schwebt.

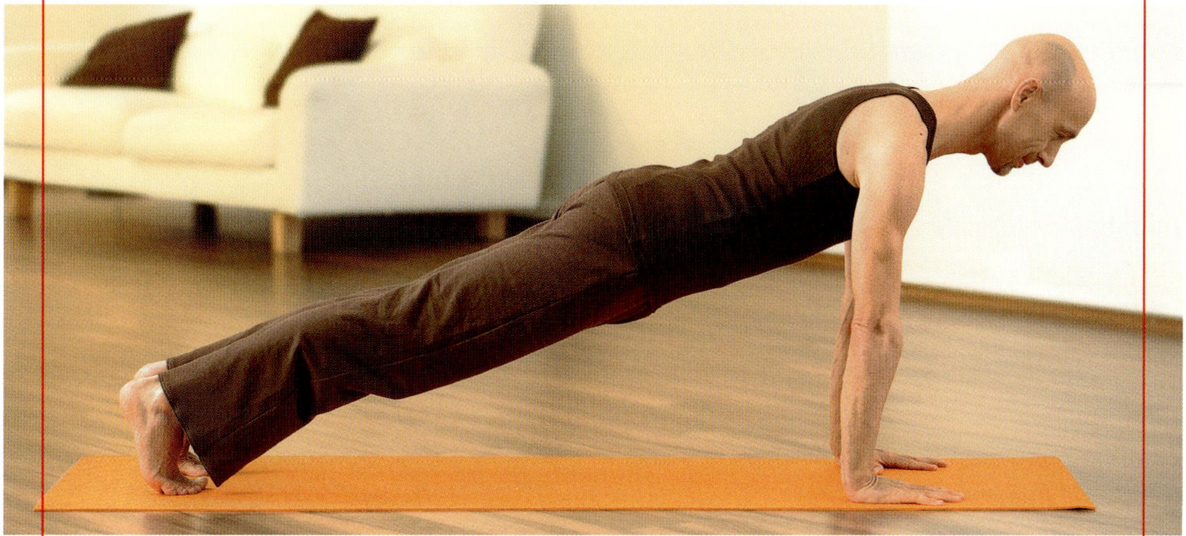

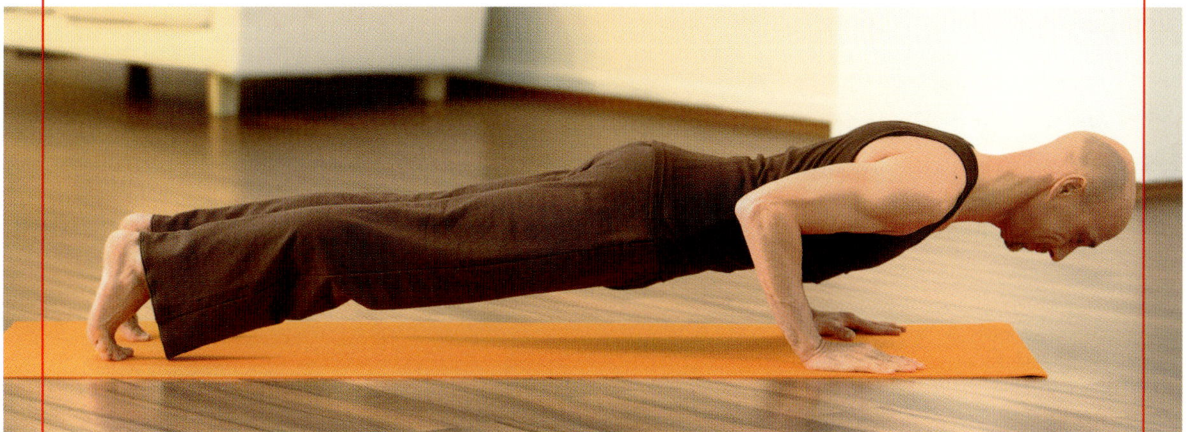

AUSATMEN

> Noch einmal bewusst den Bauchnabel nach innen ziehen, die Arme hoch zur Brettstellung strecken und in fließendem Übergang weiter zur Dachstellung, der Ausgangsposition.

EINATMEN/AUSATMEN

> Beginnen Sie die Übung von vorne.

Machen Sie anfangs etwa 4 und steigern Sie sich allmählich auf bis zu 8 Wiederholungen. Echte Profis üben diesen Ablauf 12-mal.

Top 5 Quickie-Programme

Hier finden Sie einige fertige Top 5-Programme für verschiedene Gelegenheiten. Jedes nimmt etwa 10 bis 15 Minuten in Anspruch. Das Niveau ist Einsteiger bis Mittelstufe. Viel Spaß!

Top 5 Starker Rücken

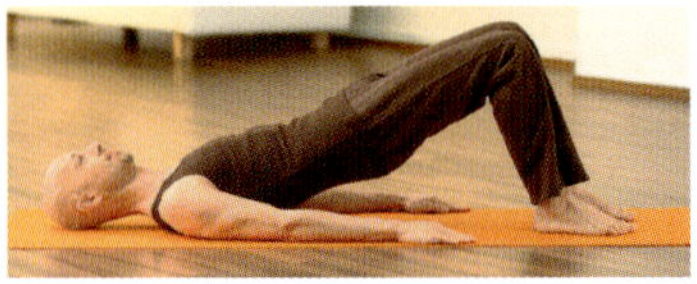

Basic Bridging
(S. 32/33)

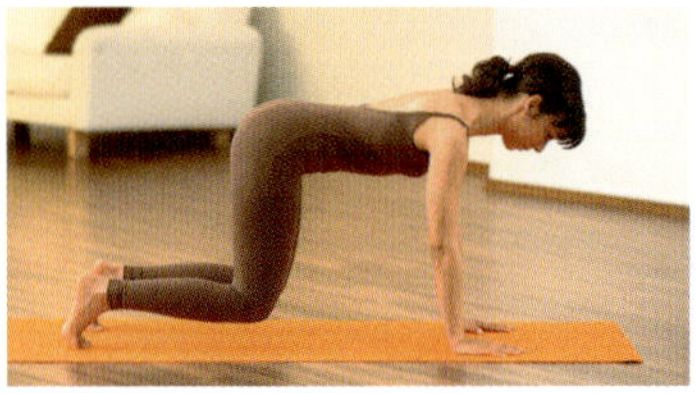

Knee Lift
(S. 56/57)

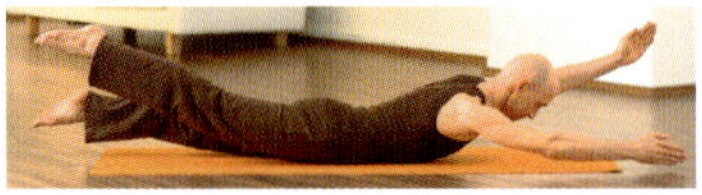

Swimming
(S. 48/49)

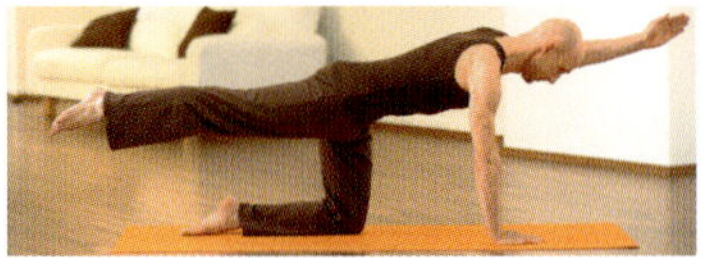

Diagonal Stretch
(S. 42/43)

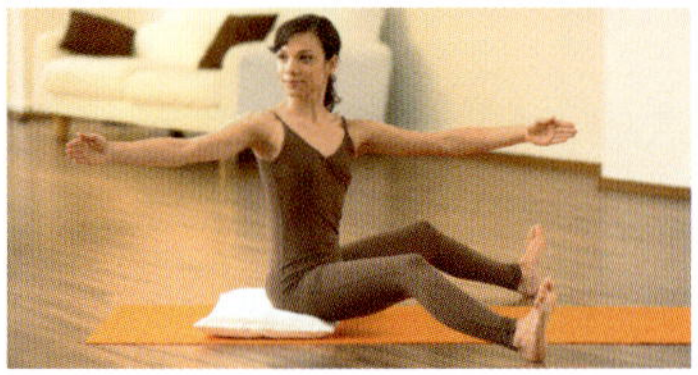

Spine Twist
(S. 44/45)

Top 5 Knackiger Po

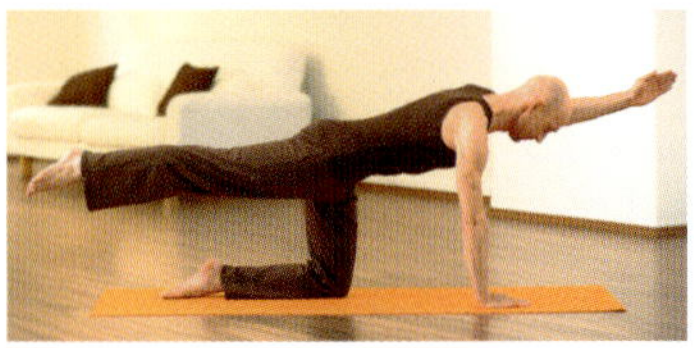

Diagonal Stretch
(S. 42/43)

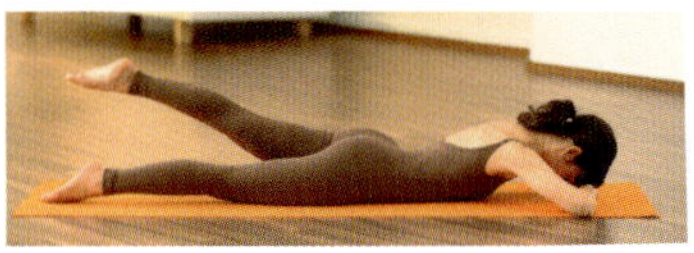

Bottom Shape
(S. 36/37)

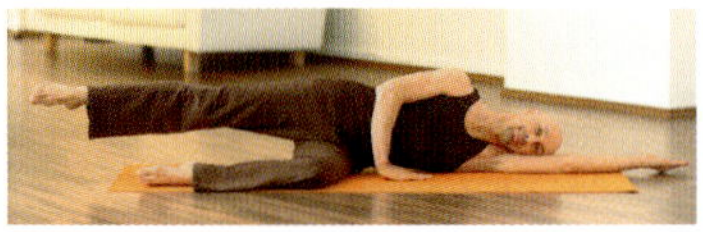

Side Kick
(S. 54/55)

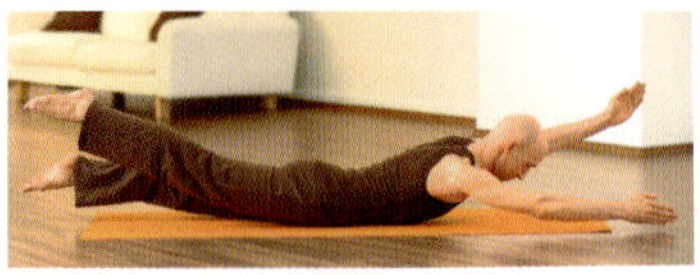

Swimming
(S. 48/49)

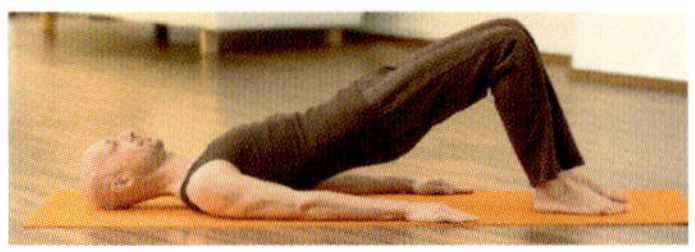

Basic Bridging
(S. 32/33)

Top 5 Straffer Bauch

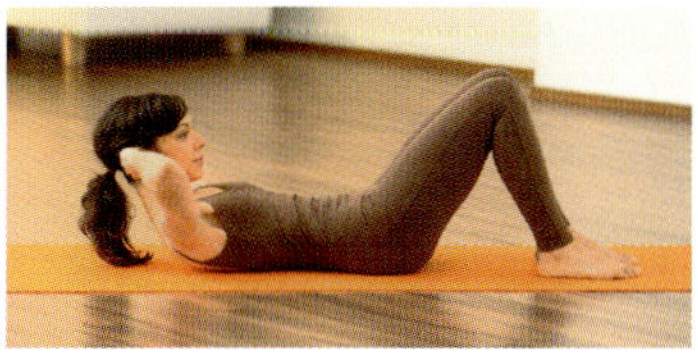

Classic Curl (S. 30/31)

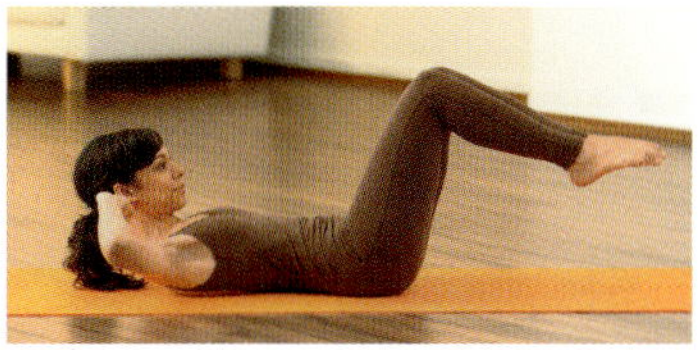

Knee Push & Pull (S. 50/51)

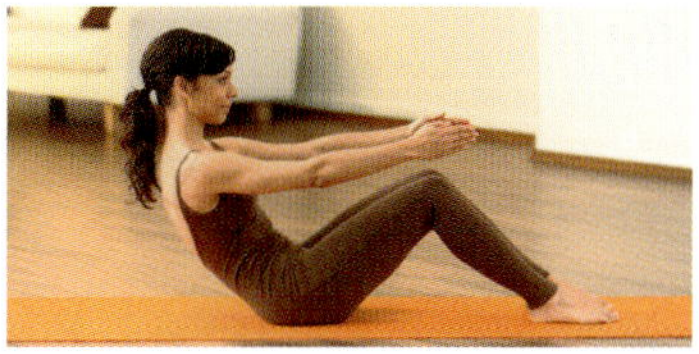

Half Roll Down (S. 40/41)

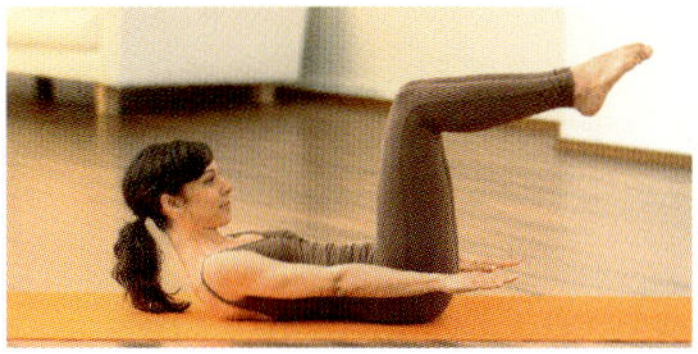

The Hundred (S. 46/47)

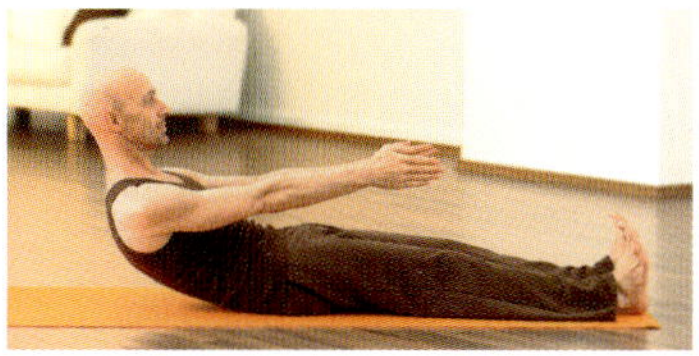

Roll Up (S. 62/63)

Top 5 Mehr Beweglichkeit

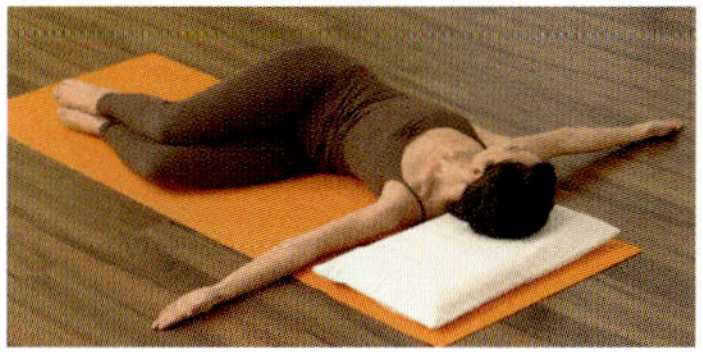

Rainbow Arms (S. 26/27)

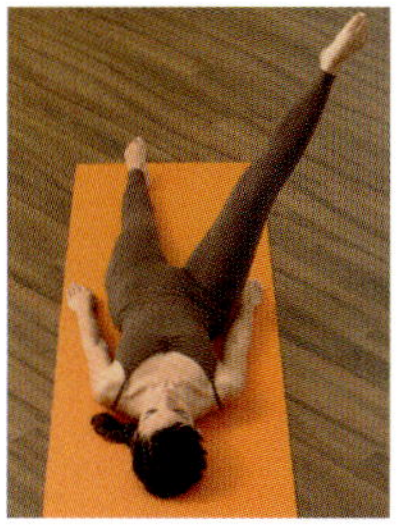

Leg Circles (S. 60/61)

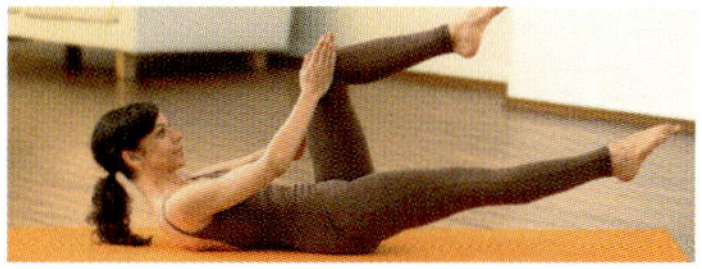

Single Leg Stretch (S. 52/53)

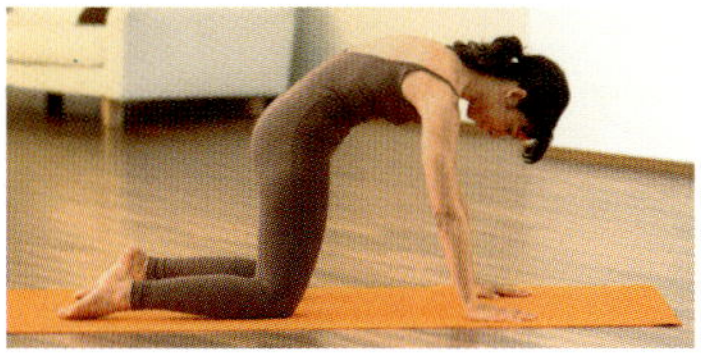

Basic Cat (S. 24/25)

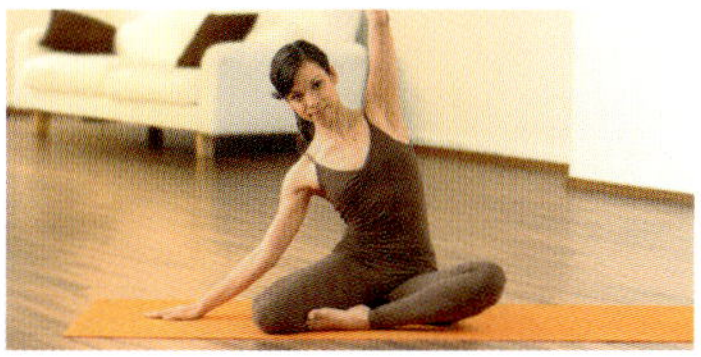

The Mermaid (S. 66/67)

Top 5 Gute Figur

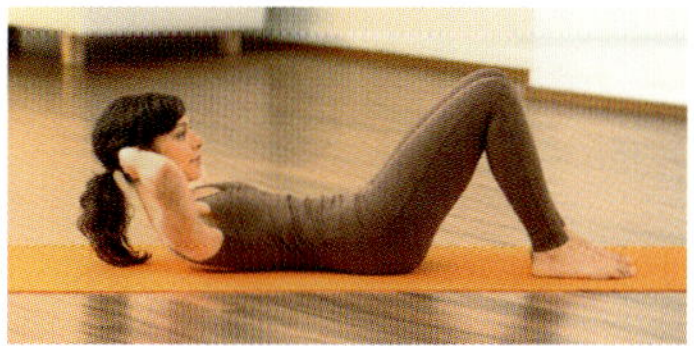

Classic Curl (S. 30/31)

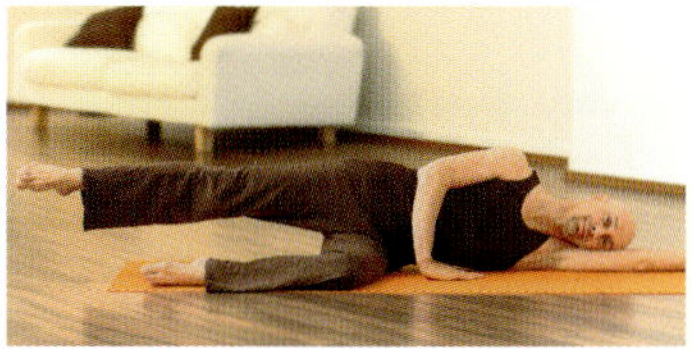

Side Kick (S. 54/55)

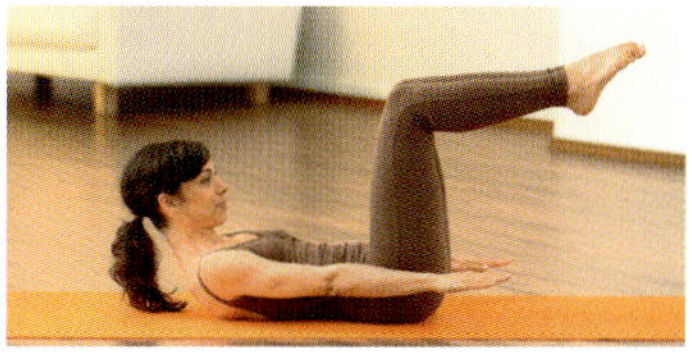

The Hundred (S. 46/47)

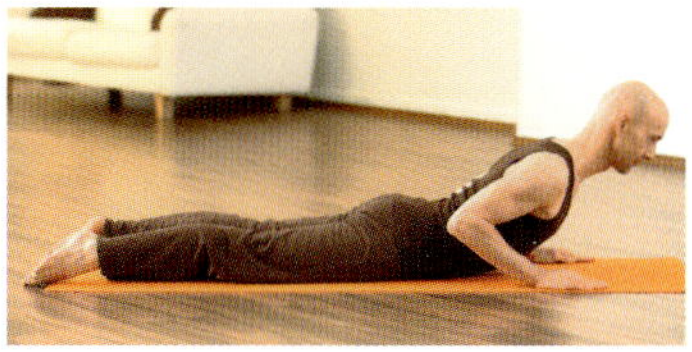

Press Up (S. 38/39)

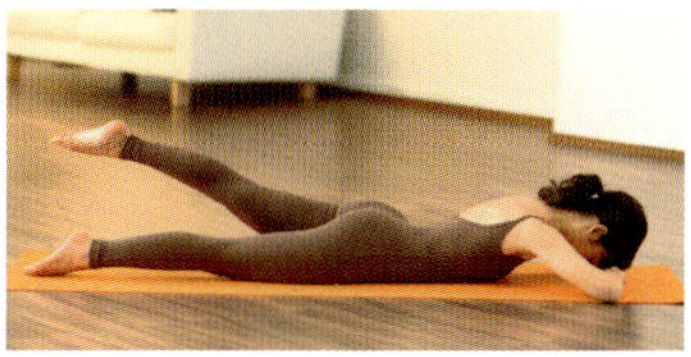

Bottom Shape (S. 36/37)

Quickies fürs Büro

WER RASTET, DER ROSTET

Ein Körper, der jeden Tag viel sitzen muss, leidet enorm. Die Muskeln schrumpfen, die Gelenke werden unbeweglich, irgendwie scheint alles sprichwörtlich einzurosten. Spüren Sie das auch manchmal? Verspannter Nacken, Rückenschmerzen, Konzentrationsschwierigkeiten oder Kopfschmerzen – die fehlende Bewegung während eines langen Arbeitstages macht vielen Menschen zu schaffen. Dabei kann man mit sehr einfachen Mitteln etwas gegen die Starrheit tun! Einige Büros tun das auch: Der Drucker befindet sich im Flur oder im Nebenzimmer und nicht mehr in Griffweite, häufig benötigte Ordner stehen nicht in Reih und Glied auf dem Schreibtisch, sondern in einem Regal einige Schritte entfernt, usw. Das bringt schon einiges, denn man ist mehrmals am Tag gezwungen, von seinem bequemen Stuhl aufzustehen und aus einer zwanghaften Arbeitshaltung auszubrechen. Wer in einem Büro arbeitet, in dem dies bereits umgesetzt ist, darf sich glücklich schätzen. Doch nicht jeder kann sich einen »bewegten« Arbeitsplatz einrichten. Dann müssen andere Möglichkeiten her – zum Beispiel einige Pilates-Quickies für zwischendurch. Auf den folgenden Seiten haben wir die – unserer Meinung nach – »Best of 5« für Sie zusammengestellt.

GEZIELTE BEWEGUNG

Betrachtet man einen sitzenden Menschen am Computer, dann fallen bestimmte Haltungsmerkmale auf:

> Die Schultern fallen nach vorne,
> der Rücken ist rund,
> der Bauch wird gequetscht und die Muskeln sind schwach,
> der Brustkorb ist eingesunken und die Atmung fällt schwer,
> Hüft- und Kniegelenke sind gebeugt und die Muskeln über diese Gelenke sind verkürzt.

Für diese typischen Merkmale, die den Körper auf Dauer schädigen, gibt es sehr geeignete Übungen aus dem Pilates-Programm. Sie wirken genau dem entgegen und nehmen als Pausen-Quickies nur einige Minuten Zeit in Anspruch. Über das Wohlbefinden und die Leistungssteigerung, die Sie dadurch erfahren, holen Sie die wenigen Minuten Zeitverlust – wenn man überhaupt von »Verlust« sprechen mag – zigfach wieder herein.

Roll down mit Stuhl

Das Original finden Sie als Mattenübung auf Seite 40. Für die Bürovariante benötigen Sie am besten einen Hocker oder festen Stuhl.

ÜBUNGSBESCHREIBUNG

> Sie sitzen in der Mitte eines Stuhles und spüren beide Sitzknochen. Die Füße sind hüftbreit.

Einatmen: Arme heben, Wirbelsäule und Becken in Neutralposition bringen.

Ausatmen: Bauchnabel nach innen und über die Sitzknochen Wirbel für Wirbel nach hinten abrollen. Gleichzeitig ein Bein angewinkelt im Hüftgelenk anheben. Langes »C« in der Wirbelsäule!

Beim Einatmen wieder zurück und **beim Ausatmen** mit dem anderen Bein wiederholen.

Insgesamt 10-mal abrollen und wieder aufrichten.

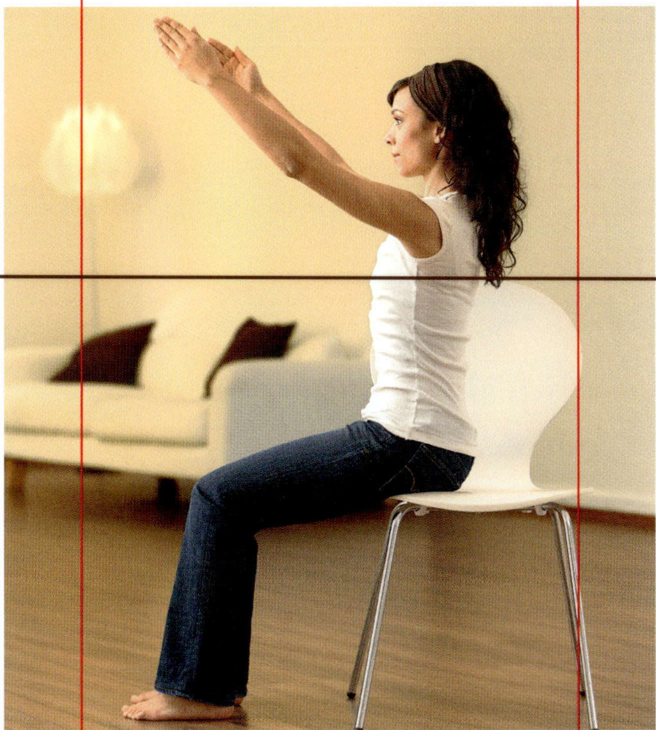

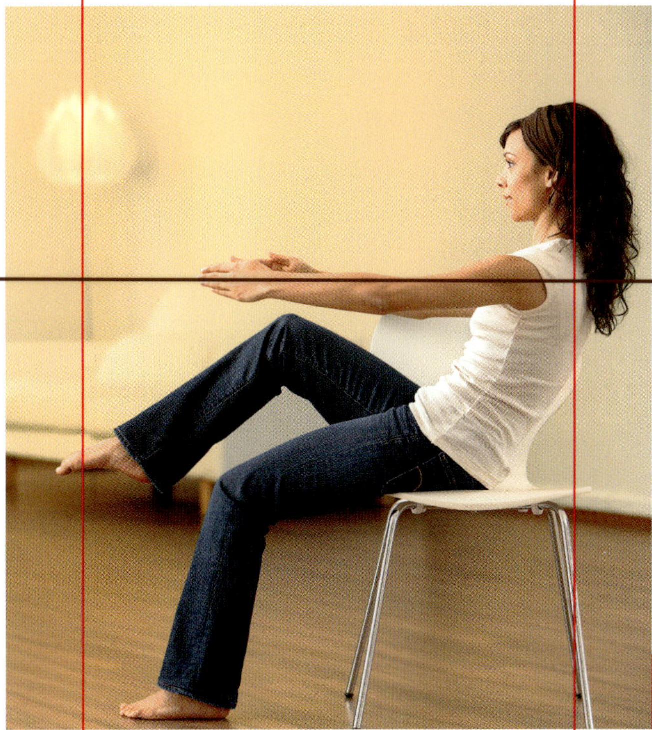

Leg Pull Front mit Tisch

Diese Übung kennen Sie bereits von Seite 76. Sie benötigen dafür einen fest stehenden Tisch oder eine freie Fensterbank.

ÜBUNGSBESCHREIBUNG

> Lehnen Sie sich wie in der Abbildung mit schulterbreit geöffneten Händen gegen eine Tischkante. Die Füße sind geschlossen, Sie stehen auf den Zehenspitzen.

Einatmen: Lösen Sie den linken Fuß einige Millimeter vom Boden. Becken und Wirbelsäule in Neutralstellung und Kopf gerade halten.

Ausatmen: Den Bauchnabel nach innen und das linke Bein nach hinten anheben, Fuß point. Kein Hohlkreuz machen!

Beim Einatmen den Fuß flexen und wieder absenken. Schulterblätter stets nach unten ziehen. Bleiben Sie im Rumpf fixiert.

Insgesamt 8-mal heben und dann mit dem anderen Bein wiederholen.

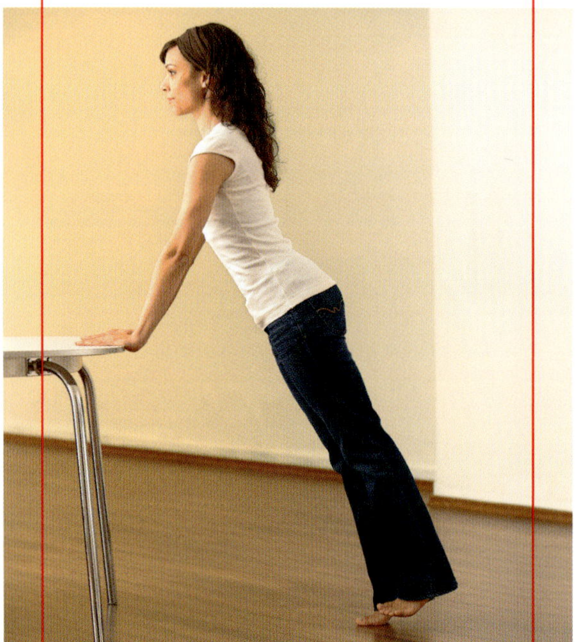

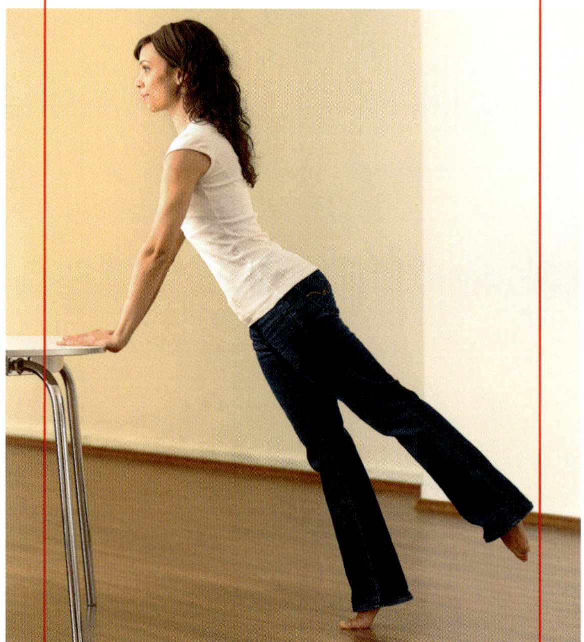

Mermaid mit Stuhl

Eine schöne Alternative fürs Büro ist diese Variation vom Mermaid. Auf Seite 66 finden Sie die ursprüngliche Mattenübung.

ÜBUNGSBESCHREIBUNG

> Sitzen Sie auf der vorderen Hälfte eines Stuhles. Die Beine sind weit gegrätscht, Becken und Wirbelsäule neutral. Öffnen Sie die Arme zur Seite.

Einatmen: Nacken verlängern, Schulterblätter nach unten. Schultern und Arme werden weit.

Ausatmen: Den Rumpf auf die linke Seite neigen, ohne ihn zu verdrehen. Dabei den rechten Arm diagonal nach oben und den linken diagonal nach unten ziehen. Beide Sitzknochen bleiben auf der Sitzfläche haften.

Einatmen: Den Rumpf wieder in die Senkrechte und die Arme weit zu den Seiten zurückführen. Beim Ausatmen zur anderen Seite wiederholen.

Abwechselnd 4-mal zu jeder Seite neigen.

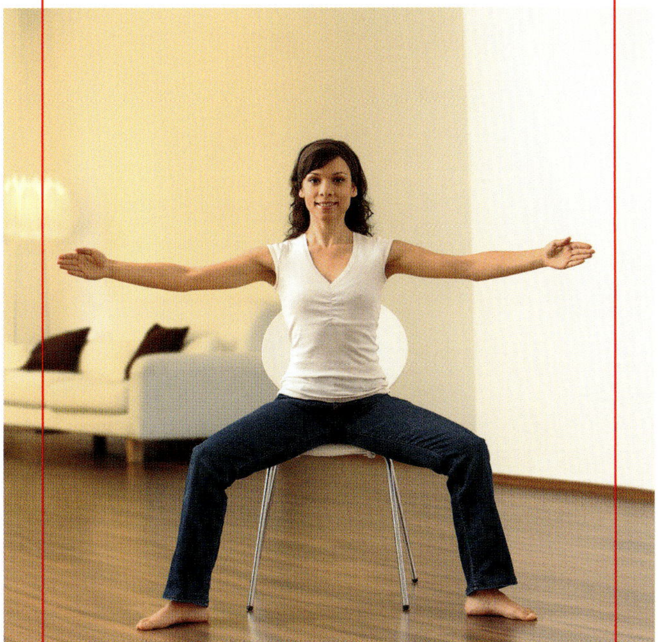

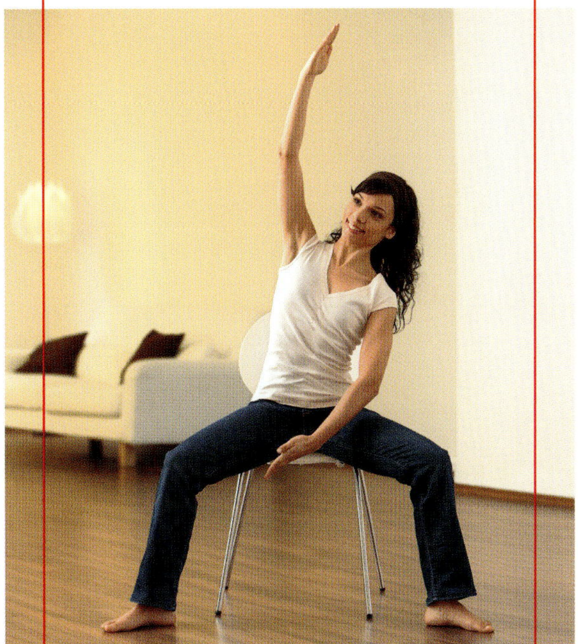

Spine Twist mit Stuhl

Eine gute Übung für zwischendurch, um etwas Bewegung für die starre Wirbelsäule in den Büroalltag zu bringen. Das Original ist auf Seite 44 genau erklärt.

ÜBUNGSBESCHREIBUNG

> Sie sitzen in der Mitte eines Stuhles und spüren beide Sitzknochen. Die Füße sind hüftbreit, Becken und Wirbelsäule in Neutralstellung. Die Arme formen einen großen Kreis. Die Finger berühren sich an den Spitzen.

Einatmen: Die Wirbelsäule verlängern.

Ausatmen: Den Bauchnabel nach innen ziehen und den Rumpf in der Taille beginnend nach links drehen. Der Blick bleibt zu den Händen gerichtet, die Hände bleiben immer genau vor dem Brustbein.

Beim Einatmen wieder zurück und **beim Ausatmen** zur anderen Seite rotieren.

Machen Sie insgesamt 10 Drehbewegungen im Wechsel nach rechts und links.

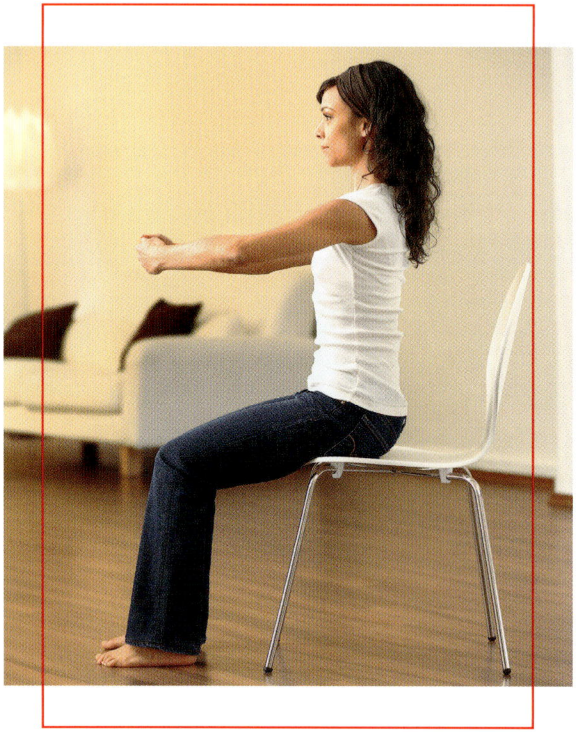

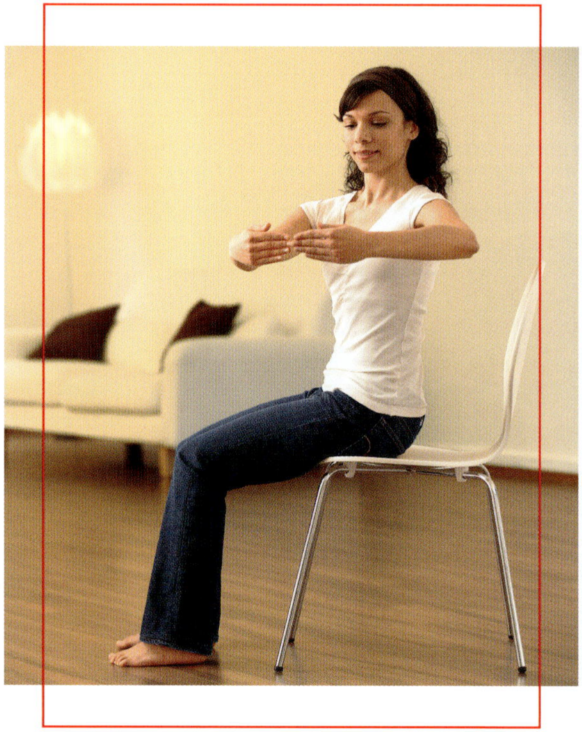

Ischio-Stretch im Stand

Dies ist eine wichtige Übung, um die rückwärtige Beinmuskulatur angenehm zu dehnen und die Rückenmuskeln zu kräftigen.

ÜBUNGSBESCHREIBUNG

> Stehen Sie vor einem Stuhl und legen Sie die rechte Ferse mit durchgestrecktem Bein auf die Sitzfläche. Das Standbein ist lang. Die Arme zeigen nach vorne.

Einatmen: Arme nach oben, Wirbelsäule über den Nacken verlängern, Schulterblätter nach unten in die Hosentaschen ziehen.

Ausatmen: Bauchnabel nach innen und den Rumpf mit geradem Rücken nach vorne neigen. Die Sitzknochen ziehen rückwärts nach oben in den Himmel. Sie spüren eine Dehnung in den rechten Kniesehnen.

Beim Einatmen den Rumpf wieder nach oben, die Arme in die Waagrechte senken.

Jede Seite je 10-mal wiederholen.

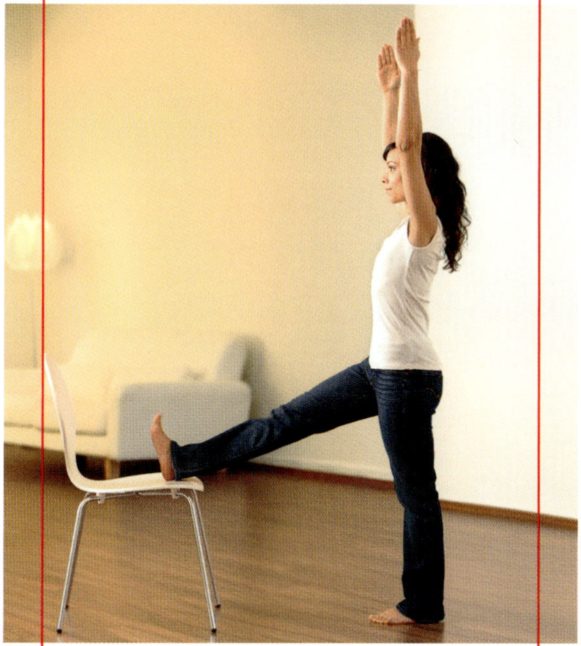

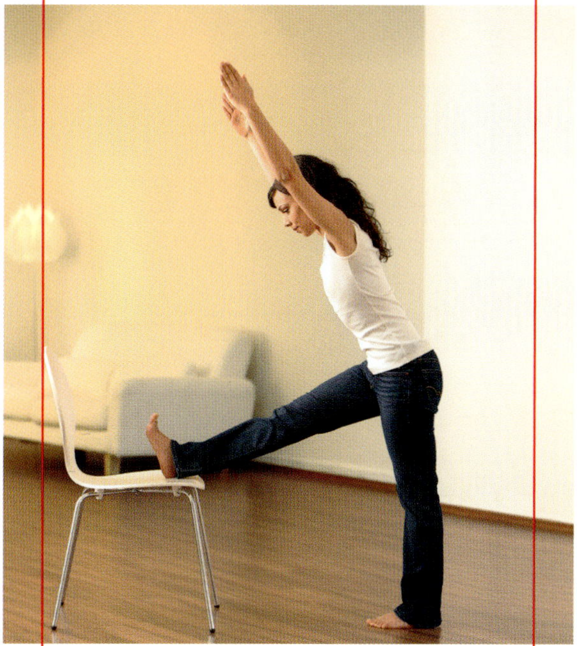

SACHREGISTER

ÜBUNGSREGISTER

DIE AUTOREN

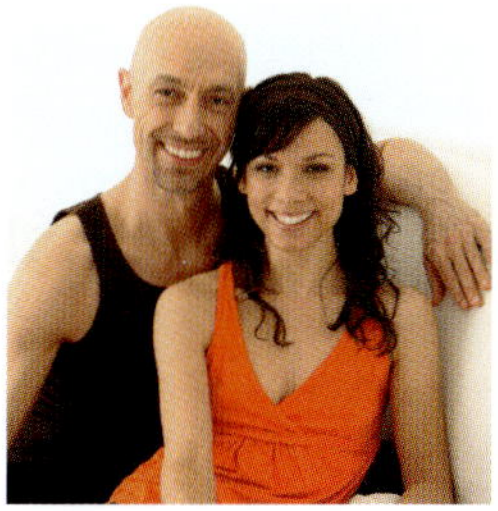

Wolfgang Mießner
Wolfgang unterrichtet seit mehr als 18 Jahren gesundheitsorientierte Bewegungsprogramme. Seit vielen Jahren setzt er sich aktiv mit der Pilates-Trainingsmethode auseinander. Er ist staatlich geprüfter Sport- und Gymnastiklehrer, hat etliche Fitnesstrainer-Lizenzen und ist von *Polestar Pilates Deutschland* zertifizierter Pilateslehrer. In seinem Yoga- und Pilates-Studio in München, das er zusammen mit Amiena führt, hat er sich auf Pilates-Gesundheitskurse für den Rücken spezialisiert.

Amiena Zylla
Amiena kann auf eine mehr als 10-jährige pädagogische Praxis zurückblicken. Sie ist staatlich geprüfte Gymnastiklehrerin, Tanzpädagogin und von *Polestar Pilates Deutschland* zertifizierte Pilateslehrerin. In ihrem Yoga- und Pilates-Studio in München unterrichtet sie Kinder und Erwachsene, bietet spezielle Kurse und Workshops für Frauen und Pilates-Workshops und -Weiterbildungen an.

Kontakt zu den Autoren
www.werkstatt-7.de

VIELEN DANK

Für die Ausstattung der Models geht ein liebevoller Dank an:

- American Apparel Deutschland GmbH
  Zollhof 10, 40221 Düsseldorf
  www. americanapparel.net
- KAMAH – yoga & style
  Verena Sapper
  www.kamahyoga.com

Bibliographische Information der Deutschen Bibliothek

Die Deutsche Bibliothek verzeichnet diese Publikation in der Deutschen Nationalbibliographie; detaillierte bibliographische Daten sind im Internet über http://dnb.ddb.de abrufbar.

BLV Buchverlag GmbH & Co. KG
80797 München

Bildnachweis
Alle Fotos von Ulli Seer

Grafiken: Jörg Mair, München

Umschlaggestaltung: BLV/Timo Wenda, nach einem Entwurf von Sabine Fuchs, fuchs_design, München
Umschlagfotos: Ulli Seer

Lektorat: Maritta Kremmler, Martina Gorgas
Herstellung: Angelika Tröger
Layoutkonzept Innenteil: Sabine Fuchs, fuchs_design, München
Layout und Satz: Uhl + Massopust GmbH, Aalen

Gedruckt auf chlorfrei gebleichtem Papier

Printed in Germany
ISBN 978-3-8354-0414-4

Hinweis
Das vorliegende Buch wurde sorgfältig erarbeitet. Dennoch erfolgen alle Angaben ohne Gewähr. Weder Autoren noch Verlag können für eventuelle Nachteile oder Schäden, die aus den im Buch vorgestellten Informationen resultieren, eine Haftung übernehmen.

Eine kleine Auswahl aus unserem großen Programm

Amiena Zylla/
Wolfgang Mießner
Pilates Quickies
Pilates für immer und überall: einfache, kurze Übungen für den Alltag zum sanften Muskelaufbau und zur Mobilisierung der Gelenke, zur Verbesserung der Körperhaltung, der Konzentration und der inneren Balance.
ISBN 978-3-8354-0414-4

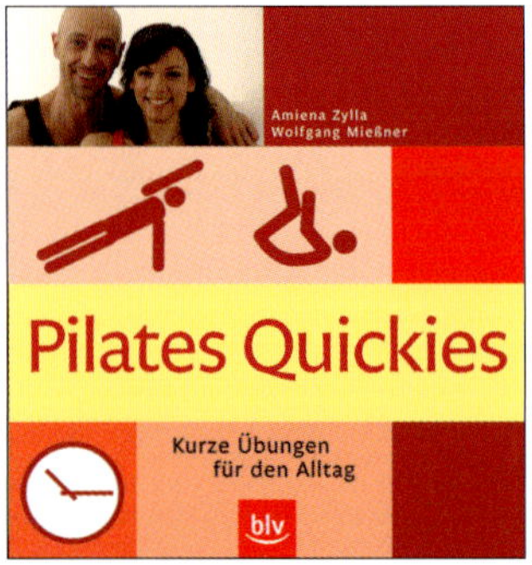

Amiena Zylla/
Wolfgang Mießner
Yoga für Schulter & Nacken
Schwachstellen stärken: das sanftes Ausgleichstraining – besonders geeignet für alle, die den ganzen Tag am Schreibtisch sitzen; Verspannungen und Schmerzen vorbeugen und lindern; mit Übungsanleitungen auf CD.
ISBN 978-3-8354-0389-5

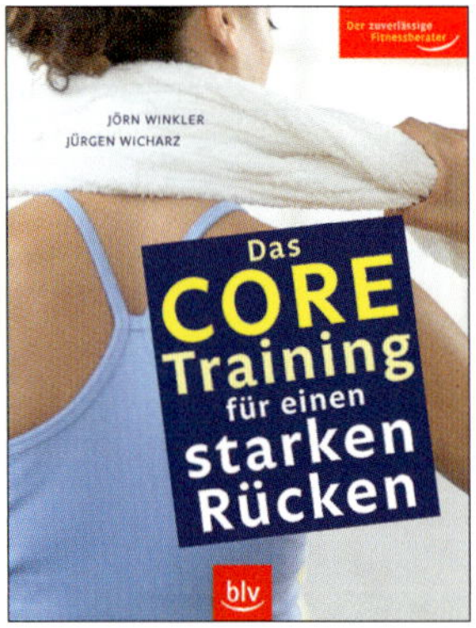

Jörn Winkler/Jürgen Wicharz
Das CORE-Training für einen starken Rücken
Das neue Trainingskonzept (CORE-Training = gezielte Übungen für die Rumpfmuskulatur): Rückenübungen für Kraft und Beweglichkeit, die Schmerzen vorbeugen und akute Beschwerden lindern.
ISBN 978-3-8354-0290-4

Carola Bleis
Feldenkrais
Ganz einfache, bewusst ausgeführte Bewegungsabläufe zur Verbesserung der Körperwahrnehmung und der Beweglichkeit; ideal für Einsteiger und zur Kursbegleitung; erstmals mit Übungsanleitungen auf CD.
ISBN 978-3-8354-0390-1

Heike Höfler
Energiequelle Beckenboden
Das starke Lebensgefühl – mehr Energie aus der Körpermitte: einfache Übungen zur Stärkung der Beckenbodenmuskulatur, gezieltes Training bei gesundheitlichen Problemen; Wirkung auf Körper, Psyche und Selbstbewusstsein.
ISBN 978-3-8354-0333-8

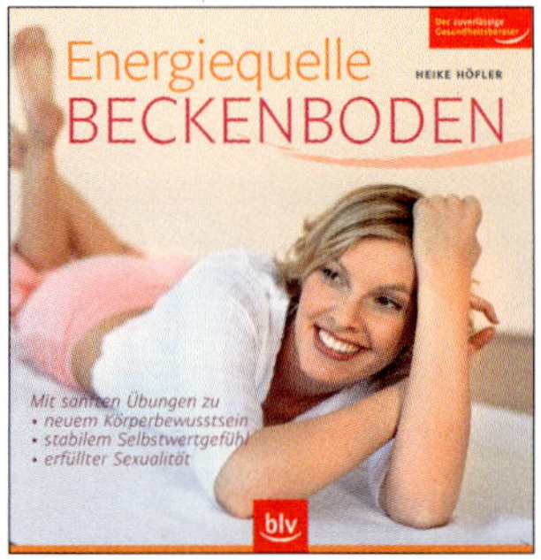

Horst Lutz
Life Kinetik® – Gehirntraining durch Bewegung
Spielerisches Training für die Gehirnzellen: Körperübungen und Denkaufgaben für jedes Alter, die das geistige und körperliche Leistungsvermögen steigern; von Profisportlern (z.B. Deutsche Ski-Nationalmannschaft und Fußball-Profis) bereits genutzt – jetzt für alle!
ISBN 978-3-8354-0124-2

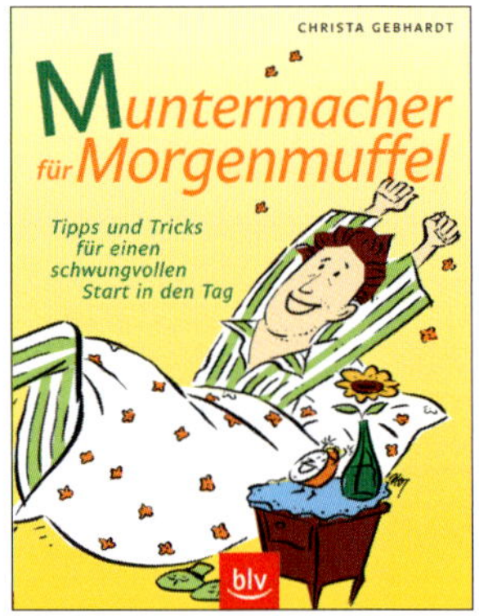

Christa Gebhardt
Muntermacher für Morgenmuffel
Starthilfe in den Tag mit Übungsteil: Muntermacher von 5-Minuten-Gymnastik bis Ernährung.
ISBN 978-3-8354-0314-7

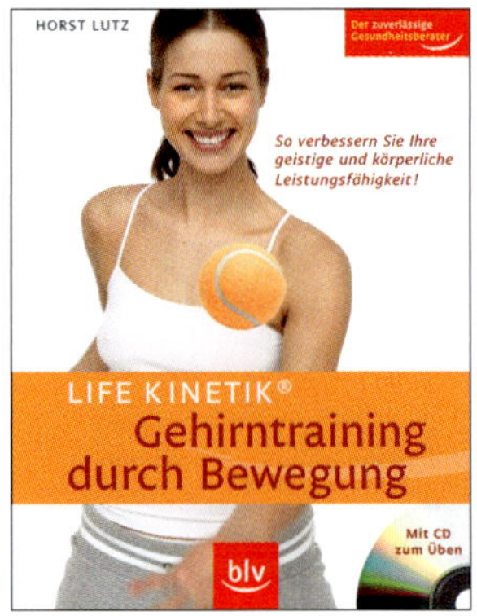

BLV Bücher bieten mehr:

- mehr Wissen
- mehr Erfahrung
- mehr Innovation
- mehr Praxisnutzen
- mehr Qualität

Denn 60 Jahre Ratgeberkompetenz sind nicht zu schlagen!

Unser Buchprogramm umfasst über 750 Titel zu den Themen **Garten · Natur · Heimtiere · Jagd · Angeln · Sport · Golf · Reiten · Alpinismus · Fitness · Gesundheit · Kochen.**

Ausführliche Informationen erhalten Sie unter **www.blv.de**

Dass Sie sich gut beraten fühlen – das ist unser Ziel. Falls Sie Fragen und/oder Anregungen haben, schreiben Sie uns bitte:

BLV Buchverlag GmbH & Co. KG
Lektorat · Lothstraße 19
80797 München
Postfach 40 02 20
80702 München
Telefon 089/12 02 12-0 · Fax -121
E-mail: blv.verlag@blv.de

blv

MEHR ERLESEN!